HEYNE BÜCHER

FRANZ BINDER
JOSEF WAHLER

SALZ – nein danke

GESÜNDER LEBEN MIT WENIGER KOCHSALZ

Originalausgabe

WILHELM HEYNE VERLAG
MÜNCHEN

HEYNE RATGEBER
08/9194

Printed in Germany 1989
Umschlaggestaltung: Atelier Ingrid Schütz, München
Umschlagfoto: Studioh! Sigi Bumm-Hengstenberg, München
Satz: Kort Satz GmbH, München
Druck und Bindung: Presse-Druck Augsburg

ISBN 3-453-03119-9

INHALT

EINLEITUNG

Zwei reinweiße, kristalline Substanzen sind die wesentlichen Geschmacksmittel der heutigen Zeit – Zucker, den wir in unserem Buch ›Zucker – nein danke‹ (Heyne Verlag, Nr. 08/9159) als Hauptverursacher ernährungsbedingter Krankheiten entlarvt haben, und Salz, dem das vorliegende Buch gewidmet ist. Mit bloßem Auge lassen sich Zucker und Salz kaum unterscheiden, im Geschmack aber stellen sie extreme Gegenpole dar. Salzig und süß sind die Geschmacksrichtungen, die unsere tägliche Kost maßgebend bestimmen. Von Kindheit an sind wir auf den (über)-süßen und (über)salzigen Geschmack geprägt und werden dadurch um die Fülle der Geschmacksnuancen betrogen, die den individuellen Reiz von Nahrungsmitteln und Getränken ausmachen. Und nicht nur das. Ein Zuviel an Salz kann ebenso wie ein Zuviel an Zucker schwerwiegende gesundheitliche Konsequenzen nach sich ziehen.

Und doch gibt es neben der geschmacklichen Gegensätzlichkeit einen wesentlichen Unterschied zwischen den beiden weißen Stoffen. Der raffinierte Zucker in seinen verschiedenen Erscheinungsformen ist allen Werbelügen zum Trotz für den Körper völlig unnötig. Wie Zigarettenrauch oder Drogen schadet er dem Organismus nur und hat in der gesunden Ernährung nichts verloren. Wir können ihn ohne Probleme ersatzlos aus unserem Speiseplan streichen. Kochsalz hingegen ist – in geringen Mengen – lebenswichtig und unverzichtbar für unsere Gesundheit. Ohne Salz wäre kein Leben möglich. Kochsalz oder, wie der Chemiker sagt, Natriumchlorid (NaCl), ist an vielen wesentlichen Prozessen unseres Organismus beteiligt. Eine Unterversorgung mit diesem lebensnotwendigen Mineralsalz, das wir mit unserer Nahrung aufnehmen, würde unweigerlich zu krankheitsverursachenden Mangelerscheinungen führen.

Diese Gefahr besteht bei unseren gegenwärtigen Lebens- und Ernährungsgewohnheiten allerdings nicht. Ganz im Gegenteil. Mit der heute üblichen Nahrung nehmen wir ein Vielfaches der täglich benötigten Menge an Kochsalz auf. Hausfrauen und Kantinenwirte, Köche in Restaurants und Rezeptstrategen der Nahrungsmittelkonzerne setzen Salz bedenkenlos in großen Mengen ein. Vor allem aus versteckten Quellen nehmen wir die 15 bis 30 Gramm Kochsalz auf, die der Durchschnittsbürger täglich verzehrt – aus Brot, Wurst, Konserven, Fast-Food, Fertignahrung, Gebäck und Getränken. Zwar ist der Geschmack von Salz durch nichts zu ersetzen und seine Bedeutung für die menschliche Ernährung seit Tausenden von Jahren unumstritten, doch können wir uns durch ein Zuviel des beliebten Geschmackgebers nachhaltig die Gesundheit versalzen.

Die Entstehung mancher Zivilisationskrankheiten ist eng mit dem Kochsalzkonsum verknüpft. Vor allem Bluthochdruck, eine Volkskrankheit, an der etwa 20 bis 30% der Bevölkerung leiden und die den Haupt-Risikofaktor für lebensbedrohende Herz-Kreislauf-Krankheiten darstellt, ist direkt auf den zu hohen Salzverzehr zurückzuführen. Ebenso Magen- und Darmkrebs, der beispielsweise im nördlichen Japan, wo weltweit am meisten Salz gegessen wird, am häufigsten vorkommt. Langzeituntersuchungen haben diese Zusammenhänge hinlänglich untermauert.

Kochsalz, in unserer Ernährung allgegenwärtig, ist also ein ebenso interessantes wie zwiespältiges Thema. Auch die Geschichte des ›weißen Goldes‹, das zugleich lebensnotwendig und krankmachend ist, wird in diesem Buch kurz umrissen – eine Geschichte, geprägt von Machthunger und hemmungsloser Gier nach der Substanz, die in frühen Zeiten mit Gold aufgewogen wurde. Salzkriege, Salzhandel, Salzsteuern, aber auch Hinweise auf die Bedeutung von Salz in Religion und Mythologie und herausragende Zeugnisse hochentwickelten frühgeschichtlichen Bergbaus gehören zur Geschichte des Salzes, die so alt ist wie die menschliche Zivilisation.

Das vorliegende Buch zeigt all diese Aspekte und Verflechtungen auf und gibt zudem eine Menge praktischer Tips, wie wir den Quellen unseres erhöhten Salzkonsums auf die Spur kommen und wie wir das Kochsalz in unserer Ernährung auf ein vernünftiges und gesundheitlich zuträgliches Maß reduzieren können. Mit Hilfe der ausführlichen Salztabellen in diesem Buch vermag jeder sein individuelles Salzproblem in Griff zu bekommen. Da jedoch das Reduzieren oder Weglassen einzelner risikoreicher Nahrungsmittel nur ein kleiner, unvollständiger Schritt auf dem Weg zu einer besseren Ernährungsweise ist, faßt das abschließende Kapitel dieses Buches die Grundlagen gesunder Ernährung auf praktische, allgemein verständliche Weise zusammen. So wird das spezielle Thema ›Kochsalz‹ in einen ganzheitlichen Rahmen gestellt, der einen guten Einstieg in die heute so überaus wichtige Problematik von Ernährung und Gesundheit vermittelt.

WAS IST SALZ?

Ein wenig salzige Theorie

»Salz ist die beste Würze«, sagt der Volksmund. In der Tat ist Salz aus unserem Küchenalltag nicht mehr wegzudenken. Selbst im zuckersüßen Dessert sorgt die winzige Prise Salz für den letzten Pfiff bei der geschmacklichen Ausgewogenheit, und die meisten unserer täglichen Speisen wären ohne das weiße, körnige Pulver schlichtweg geschmacklos. Für viele Zeitgenossen ist der Griff zum Salzstreuer eine automatische Handlung bei jeder Mahlzeit, und die meisten Köche und Köchinnen wären ohne Salz völlig hilflos. Erst wer aus gesundheitlichen Gründen auf den weißen Geschmackgeber verzichten muß, wird sich bewußt, welch bedeutende Rolle Salz in unserem Leben spielt.

Wenn wir in diesem Buch über Salz sprechen, meinen wir vor allem das Kochsalz, Natriumchlorid (NaCl), das in nahezu allen unseren Nahrungsmitteln bei der Zubereitung zugesetzt wird und das auch in unserem Körper eine unentbehrliche Rolle spielt.

Ein wenig Salzchemie

Kochsalz ist nur ein Salz unter vielen. Im täglichen Sprachgebrauch ist Salz der Stoff, der die Suppe genießbar macht; der Chemiker hingegen spricht von ›Salzen‹ als eigener Stoffgruppe. Unter diesen Begriff fallen alle chemischen Verbindungen, die im festen Zustand aus entgegengesetzt geladenen Ionen bestehen.

Ionen sind elektrisch geladene Atome oder Moleküle und wandern in einem elektrischen Feld. Moleküle bestehen aus Atomen; jedes Atom wiederum besteht aus einem Atomkern, der Neutronen und positiv geladene Protonen enthält, und aus der Atomhülle, die negativ geladene Elektronen enthält.

Die Anzahl der Elektronen im Atom ist gleich der Anzahl der Protonen, das heißt, die Atome sind nach außen hin elektrisch neutral.

Bei der Entstehung von Ionen passieren Elektronen zwischen den Atom- oder Molekülhüllen der beteiligten Grundelemente. Bei einigen Atomen wandern also Elektronen ab, bei anderen kommen Elektronen hinzu. Dadurch ändert sich das elektrische Feld des Atoms.

Bei der *Abgabe* von Elektronen überwiegen die positiv geladenen Protonen – die Gesamtladung ist somit positiv, das so entstandene Teilchen wird Kation genannt. Bei der *Aufnahme* von Elektronen überwiegen die negativ geladenen Elektronen – die nach außen wirksame Gesamtladung ist somit negativ, das so entstandene Teilchen heißt Anion.

Wenn wir in diesem Buch von Natrium, Kalium, Calcium, Magnesium und anderen Mineralstoffen sprechen, meinen wir immer die ionisierte Form.

In der Natur, und somit auch in unserer Nahrung, kommen viele verschiedene Salze vor. Eine ganze Reihe von ihnen, wie beispielsweise Natrium-, Kalium-, Calcium- oder Magnesiumsalze, sind auch unentbehrliche Bestandteile des menschlichen Organismus.

Auf einige dieser Salze werden wir in späteren Kapiteln noch ausführlicher eingehen. Im Rahmen dieses Buches aber interessiert uns vor allem das Natriumchlorid, das in unserer Ernährung eine so wichtige Rolle spielt, das einerseits zur Erhaltung des Lebens von entscheidender Bedeutung ist, andererseits aber durch Überdosierung zu einschneidenden gesundheitlichen Schädigungen führen kann.

Was ist Kochsalz?

Der chemische Name für Kochsalz – Natriumchlorid – besagt, daß Kochsalz eine Verbindung aus den chemischen Elementen Natrium und Chlor darstellt. In allen biologischen Flüssigkeiten und auch in den Kochsalzkristallen befindet sich das Natriumchlorid in sogenannter ionisierter Form, das heißt, wir finden nebeneinander die positiv geladenen Natrium-Ionen $Na+$ und die negativ geladenen Chlor-Ionen $Cl-$. Die Ionenform von Chlor wird auch Chlorid genannt. Man kann diese Ionen elektrisch messen und mit Hilfe des physikalisch-chemischen Verfahrens der Elektrolyse voneinander trennen. Die Gewichtsanteile von Natrium und Chlor sind wegen der verschiedenen Atomgewichte nicht gleich, sondern entsprechen in etwa folgender Aufschlüsselung: 1 Gramm Natriumchlorid (NaCl) = 0,4 g Natrium (Na) + 0,6 g Chlorid (Cl). (Umkehrt gerechnet entspricht 1 g Natrium etwa 2,54 g Kochsalz.) Die Anzahl von Natrium- und Chlorid-Ionen im Salzkristall ist jedoch gleich. Natriumchlorid gehört zu den am häufigsten vorkommenden Stoffen unserer Erdoberfläche.

Die Salze oder Ionen-Verbindungen haben ganz andere chemische und physikalische Eigenschaften als die einzelnen Elemente, aus denen sie zusammengesetzt sind. Als Einzelelement ist Natrium ein aggressives Alkalimetall, das sogar Wasser zersetzt und daher unter Wasser brennen kann. Das ist übrigens einer der Gründe, warum die Schnellen Brüter eine große Gefahr darstellen, denn zur Kühlung des radioaktiven Reaktorraumes wird flüssiges Natrium verwendet, das bei einem Unfall kaum gelöscht werden kann, sobald es im Kontakt mit Luft oder Wasser zu brennen beginnt.

Chlor ist ein stechend riechendes, gelbgrünes Gas mit giftigen Eigenschaften.

In der Verbindung als Ionen zu Kochsalz allerdings verlieren die beiden Elemente ihre gefährlichen Eigenschaften, ein chemisches Phänomen, das in der Natur oft zu beobachten ist. Die Verbindung – Kochsalz – ist farblos und fest. Wie alle Salze ist Kochsalz in Ionengittern aufgebaut: Ein Natriumion als positiv geladenes Kation zieht negativ geladene Chloride als Anionen an. Die Chlor-Ionen werden aufgrund der ringsum einwirkenden Anziehungs- und Abstoßungskräfte um das Natriumion herum angelagert. Durch diesen Zusammenschluß vieler Ionen entsteht ein Ionengitter, das beim Kochsalz würfelförmig und flächenzentriert ist. Auf diese Weise entstehen Kristalle unterschiedlicher Größe, die sogar viele Zentimeter groß werden können. Da alle Ionen in stets gleichbleibender Weise angeordnet sind, zeigt sich die kubische Ordnung der Natrium- und Chloridionen in der äußeren Form des Kochsalzkristalles – es ist immer würfel- oder quaderförmig und seine Kanten bilden rechte Winkel.

Kochsalz ist wasserlöslich – bei 20 Grad Celsius lösen sich in 100 Gramm Wasser 26 Gramm Kochsalz auf. Der Schmelzpunkt liegt bei 801 Grad Celsius, der Siedepunkt bei 1461 Grad, die Dichte beträgt 2,16 g/cm^3, das Molekulargewicht 58,443 g. Das sei nur gesagt, um den chemischen Steckbrief von Kochsalz zu vervollständigen.

Nach Art der Gewinnung und Weiterverarbeitung von Salz kann zwischen drei hauptsächlichen Kochsalzarten unterschieden werden: Meersalz, Steinsalz und Siede-/Salinensalz.

Die gesamte Weltförderung von Salz wurde 1987 auf 195 Millionen Tonnen geschätzt. Seit 1965 stieg die Produktion um mehr als 50%! Die USA sind das Salzland Nummer eins, gefolgt von China und der UdSSR. Die Bundesrepublik Deutschland steht in der Hitliste der Salzförderer mit knapp 14000 Tonnen an vierter Stelle.

Salz aus dem Meer

Meersalz wird aus dem Wasser des Ozeans und aus Salzseen gewonnen. Etwa 30% des Weltbedarfs wird aus diesen Quellen geschöpft. Meerwasser enthält durchschnittlich etwa 3,5% (Gewichtsprozent) an gelösten Stoffen. Umgerechnet auf die

Wassermassen der Weltmeere, die mehr als 97% der Gesamtwassermenge unseres Planeten ausmachen, ergibt dies die gewaltige Summe von 46 Billiarden Tonnen. Das meiste davon ist Kochsalz, Natriumchlorid. Der Salzgehalt der Meere ist unterschiedlich, abhängig von der Wassertemperatur und der Süßwasserzufuhr. So enthält beispielsweise das recht kühle Wasser des Bottnischen Meerbusens zwischen Finnland und Schweden, in das viele Flüsse münden, nur ungefähr 0,5% Salz, während im warmen Roten Meer, das fast ausschließlich von wasserlosen Wüsten umgeben ist, rund 4,5% Salz gelöst sind. In Binnenmeeren und Salzwasserseen ist der Salzgehalt noch höher – im Toten Meer beispielsweise wurde ein Salzgehalt von bis zu 23% gemessen. Der große Salzsee in Nordamerika, das Kaspische Meer, der Eltonsee und Baskuntschaksee in der UdSSR, der Titicacasee in den Anden und die Wüstenseen und -salzsümpfe der Sahara, die sogenannten Schotts, sind die bekanntesten salzhaltigen Binnengewässer. Auf die Frage, wie das Salz ins Meerwasser kam, gibt es bis heute noch keine wissenschaftlich zufriedenstellende Antwort.

Schon in grauer Vorzeit wurde Meersalz aus den von der Sonne ausgetrockneten Meeresbecken oder Salzseen von Menschen genutzt. Noch heute spielt die Sonnenenergie bei der Meersalzgewinnung die Hauptrolle. Das Meerwasser wird durch Kanäle in flache Becken, die sogenannten Salzgärten, geleitet. Durch die Sonnenwärme verdunstet das Wasser, das Salz kristallisiert aus. Die so entstehende Salzschicht wird abgetragen und von Verunreinigungen gesäubert. Anschließend werden die Salzkristalle ausgemahlen. Dieses Verfahren ist jedoch nur in Ländern mit viel Sonne und wenig Regen möglich. Mancherorts übernimmt die Sonne nur einen Teil der Arbeit – das von ihr eingedickte salzhaltige Wasser wird in Verdampfungsanlagen weiterverarbeitet.

In Ländern mit geringem Süßwasservorkommen wurde die Gewinnung von Trinkwasser aus dem Meer zu einer lebensnotwendigen Technologie. Viele Gegenden der Erde, die von einer drastischen Verknappung des Lebenselexiers Wasser bedroht sind, stellen die Trinkwasserversorgung ihrer Bevölkerung durch Meerwasserentsalzungsanlagen sicher. Da in diesen Anlagen aber mit einfachem Meerwasser und nicht mit konzentrierter Sole gearbeitet wird, ist die Gewinnung von Salz, das bei der Aufbereitung des Meerwassers anfällt, nur nebensächlich.

Eine moderne Methode der Meersalzgewinnung ist das ›Ausfrieren‹ – das Meerwasser wird so weit abgekühlt, bis das Salz auskristallisiert.

Salz aus der Erde

Alles Salz stammt letztendlich aus dem Meer. Auch das Steinsalz aus unterirdischen Salzablagerungen und das Siede- oder Salinensalz, das als Sole aus der Erde sprudelt oder herausgepumpt wird, war einst Meersalz. Als die Urmeere vor Millionen von Jahren verdunsteten, lagerte sich das darin enthaltene Salz ab und wurde im Laufe der Zeit von anderen Erdschichten überdeckt.

Die Wissenschaft kann die Entstehung der Steinsalzlager, die sich in vielen Teilen der Erde gebildet haben, bis zu sechshundert Millionen Jahren nachvollziehen. Im freien Ozean können keine Salzlager entstehen, da der Wasseraustausch zu stark ist. In abgeschlossenen Meeresbecken oder Meeresarmen in einem warmen und trockenen (ariden) Klimabereich aber nimmt durch die starke Verdunstung die Wassermenge ab und die Salzkonzentration im verbleibenden Wasser zu. Ist die Löslichkeitsgrenze erreicht, kristallisiert überschüssiges Salz aus, zuerst natürlich die Salze mit der geringsten Löslichkeit, wie Kalk, Dolomit und Gips. Erst danach wird die Sättigungsgrenze für Natriumchlorid erreicht. Diese Reihenfolge spiegelt sich folglich in den geologischen Schichten der unterirdischen Salzvorkommen wider.

Da sich die Entstehung der riesigen, teilweise über 1000 Meter mächtigen Salzstöcke nicht allein durch die Verdunstung abgeschlossener Meeresteile erklären läßt – da der Salzgehalt des Meerwassers nur etwa 3,5% beträgt – entwickelte der schwedische Geologe Carl Ochsenius im Jahre 1877 eine Theorie über die Bildung von Steinsalzlagern. Nach seiner sogenannten Barren-Theorie waren die Meeresbecken, in denen sich das Salz absetzte, nicht vollständig vom offenen Ozean abgeschlossen. Über eine Barre, eine Untiefe, hinweg, strömt ständig salzhaltiges Meerwasser nach und wird ebenfalls verdunstet. So wird die Konzentration an festen Stoffen in dem Becken immer höher, bis schließlich Gips und Steinsalz in fester Form ausfallen. Durch eine tektonisch (Tektonik = Aufbau, Schichtung, Bewegung der Erdrinde) bedingte Hebung der Barre oder ein Absinken des Meeresspiegels wird das Meeresbecken schließlich ganz vom Weltmeer abgetrennt und trocknet vollständig aus. Nun setzen sich auch die leichtlöslichen Kalisalze ab und lagern sich über der Natriumchloridschicht ab. Winde vom Festland wehen feinen Staub und Ton über die Salzschichten und schützen sie vor späteren Wassereinbrüchen. Durch Erdbewegungen und überlagernde Gesteinsmassen werden die Salzschichten verschoben und aufgefaltet und an tektonischen Schwächezonen in oberflächennähere Schichten oder ganz an die Oberfläche gepreßt. Unter hohem Druck wird Steinsalz formbar und füllt die Risse und Sprünge aus, die bei den tektonischen Verschiebungen auftreten. Die so entstandenen Salzlagerstätten, die Millionen von Jahren überdauerten, werden Salzstöcke, Salzdome oder Salzhorste genannt und weisen teilweise mehrere Kilometer an Durchmesser und Tiefe auf. Solche Salzdome sind bevorzugte Stellen des Salzabbaus.

Dieser Entstehungsprozeß von Salzlagern spielte sich während der ganzen Erdgeschichte immer wieder ab. Die verschiedenen Steinsalzvorkommen der Welt sind unterschiedlich alt. So stammen beispielsweise die Salzvorkommen in Afrika und Amerika sowie das Steinsalz aus den bayerisch-österreichischen Alpen aus dem Trias (225 bis 180 Millionen Jahre), die bedeutendsten europäischen Vorkommen, die sogenannten Zechsteinlager, die von England bis Sachsen reichen, aus der Zeit des Perm (275 bis 225 Millionen Jahre). Auch in unserer Zeit sind Salzlager im Entstehen. Im Kara-Bugas-Gol, einem Seitenbecken des Kaspischen Meeres, einer riesigen Salzpfanne von mehreren Quadratkilometern, ist gerade ein Salzlager im Wachsen. Die Verdunstung ist dort weit höher als der Niederschlag und es strömt ständig neues Salzwasser in die Bucht ein, das ebenfalls verdunstet und so die Salzkonzentration erhöht. Auch das Mittelmeer, das nur durch die Straße von Gibraltar mit dem Weltmeer verbunden ist, stellt ein potentielles Salzabscheidungsbecken dar. Doch bevor aus diesen Gewässern Salzstöcke werden, müssen noch viele Millionen Jahre vergehen.

Die Nutzung der Salzlager

Die größten Steinsalzvorkommen finden sich in Nordamerika, in der Norddeutschen Tiefebene, in Zentralasien und in China. Die Mengen, die unter der Erde schlummern, sind nahezu unvorstellbar. Allein die Steinsalzvorkommen in Deutschland werden auf etwa 100000 Kubikkilometer geschätzt. Es gibt mehrere Methoden, das weiße Gold aus diesen reichen Salzlagern zu gewinnen.

Steinsalz wird in Salzbergwerken gewonnen. Im Französischen wird Steinsalz ›sel gemme‹ genannt, abgeleitet vom lateinischen ›gemma‹ (Edelstein) – ein Beweis dafür, welch unschätzbaren Wert Salz für die Menschen früherer Jahrhunderte besaß. Schon um 900 vor unserer Zeitrechnung wurde Salz nach bergmännischen Methoden abgebaut, damals allerdings auf äußerst mühevolle Weise mit dem Bronzepickel als einziges zur Verfügung stehendes Werkzeug. Heute wird diese Arbeit von modernen Maschinen erledigt. Elektrische Drehbohrmaschinen, hydraulisch heb- und senkbare Bohrbühnen arbeiten in modernen Salzbergwerken bis zu einer Tiefe von 1000 Meter unter Tag. Sprengladungen, die in die Bohrlöcher eingesetzt werden, können mit einer Sprengung bis zu 3000 Tonnen Salz gewinnen. Löffelbagger und Transportfahrzeuge sorgen für den Abtransport, und noch unter Tage werden die Salzblöcke in Walzenbrechern zerkleinert. In manchen Fällen wird das Salz auch wie Marmorblöcke im

Steinbruch in großen Blöcken aus dem Berg gefräst und ebenfalls anschließend gemahlen.

An manchen Fundorten beträgt die Reinheit des gewonnenen Steinsalzes bis zu 99 Gewichtsprozent. In diesem Fall müssen die gewonnenen Salzbrocken nur mehr zerkleinert werden, um an das fertige Produkt zu gelangen. In vielen Fällen aber sind die Bedingungen nicht so günstig. Meist müssen Verunreinigungen des Steinsalzes entfernt werden. Bei den Salzlagerstätten Österreichs beispielsweise fällt reines Steinsalz (Kernsalz) nur in geringen, nicht abbauwürdigen Mengen an, die Salzlager, die abgebaut werden, weisen nur einen Salzgehalt von 50 bis 60, maximal 75 Gewichtsprozent auf. Solche Gemenge von Steinsalz, Ton und Gips werden in der Fachsprache der Salzbergleute ›Haselgebirge‹ genannt.

Zur Reinigung kann das geförderte Salz in Wasser gelöst und dann durch Abfilterung von den Verunreinigungen getrennt werden. Da das Wiederabdampfen des Wassers aber sehr energieaufwendig ist, wurden andere Reinigungsmethoden entwickelt. So ist es beispielsweise möglich, das Salz auf 900 bis 1000 Grad zu erhitzen, wobei das reine Salz schmilzt, die Verunreinigungen aber fest bleiben und leicht abgeschieden werden können. So gewonnenes Salz wird Hüttensalz genannt. Auch durch Bestrahlung mit Infrarot läßt sich Salz reinigen. Die Verunreinigungen erhitzen sich dabei stärker als das Salz und bleiben auf einem mit wärmeempfindlichen Kunstharz beschichteten Förderband haften, während das reine Salz an der Umkehrrolle des Bandes abfällt.

Durch mechanische Zerkleinerung (Brechen, Mahlen) und Sieben wird das Salz schließlich zur gewünschten Feinheit weiterverarbeitet.

Siedesalz wird, wie die Bezeichnung schon sagt, durch ›Sieden‹ gewonnen. Auf diese Weise kam unser ›Kochsalz‹ zu seinem Namen. Eigentlich bezeichnet ›Kochsalz‹ nur das durch Sieden (Einkochen) von Salzlösungen (Sole) gewonnene Natriumchlorid. Hier kommt das gleiche Prinzip zur Anwendung, nach dem Salz aus dem Meer gewonnen wird – die Salzlösung verdampft, zurück bleiben die weißen Kristalle.

Wenn sich Steinsalzablagerungen mit unterirdischen Quellen verbinden, bilden sich natürliche Salzquellen, deren salzhaltiges Wasser (Sole) entweder natürlich zutage sprudelt oder bei der modernen Salzgewinnung durch Schächte oder Bohrlöcher herausgepumpt wird. Unterirdische Steinsalzlager werden in vielen Fällen auch künstlich unter Wasser gesetzt, um Sole zu erzeugen, die dann durch Pumpen gewonnen werden kann.

Früher wurde die Sole in flachen, offenen Riesenpfannen gesotten, falls sie nicht, wenn klimatisch möglich, in Salinen durch die natürliche Energie der Sonne zum Verdampfen gebracht wurde. Bis spät ins 19. Jahrhundert wurde vor allem mit Holz gefeuert, später auch mit Torf oder Kohle. Ganze Wälder wurden gerodet, um die Siedehäuser mit Brennmaterial zu versorgen. Da das Sieden in offenen Pfannen bei geringem Ertrag hohen Einsatz von Energie erfordert, wird diese Methode kaum noch praktiziert. Statt dessen kommen moderne Vakuumverdampfungsanlagen zum Einsatz. In den ungefähr 18 Meter hohen Verdampfungsapparaten wird die Sole, nachdem sie von Kalzium- und Magnesiumsalzen gereinigt wurde, durch Heißdampf zum Sieden gebracht, bis der Wasseranteil der Sole verdampft und die Salzkristalle in Form eines Salzbreis abgeschieden sind.

Dem Salz, das aus der Siederei kommt, wird das restliche Wasser entzogen. Nach dem Trocknen wird das Salz durch Sieben in verschiedene Korngrößen getrennt und dem jeweiligen Verwendungszweck als Gewerbe-, Industrie- oder Speisesalz zugeführt.

Vielseitiges Salz

Natriumchlorid wird für viele Zwecke benötigt und benutzt. Da es in diesem Buch vor allem um Salz und Ernährung geht, interessieren uns die zahlreichen industriellen und gewerblichen Nutzungen von Salz nur am Rande, obwohl nur ein Bruchteil des gewonnenen Kochsalzes – etwa 9% – als Speisesalz verwendet wird.

Industriesalz ist einer der wichtigsten Rohstoffe der chemischen Industrie. Aus Kochsalz wird Soda gewonnen, das als billig zu produzierender Stoff in großem Umfang zur Herstellung von Glas, zur Bereitung von Seife, zur Wasserenthärtung, zur Zellulosegewinnung und als Bestandteil von Waschmitteln und Backpulver und andern Zwecken verwendet wird. Als ab etwa 1850 die Nachfrage nach Soda durch die wachsende Industrialisierung stark anwuchs, begann der kometenhafte Aufstieg der chemischen Industrie. Soda wird aus NaCl und $CaCO_3$ gewonnen, Bestandteilen der bei der bergmännischen Gewinnung von Steinsalz anfallenden Abraumsalze, die zuvor wertlos waren. Bei der Chloralkali-Elektrolyse, einem anderen großtechnischen Verfahren, werden aus Kochsalz Alkalilaugen, vor allem Natronlauge, gewonnen.

Gewerbesalz kommt als Konservierungsmittel zur Anwendung, als Regeneriersalz zur Wasserenthärtung, in der Pelz- und Lederindustrie, in der Kosmetikindustrie, zur Oberflächenveredlung und für viele andere Zwecke. Auch in der Medizin wird Salz eingesetzt.

Eine wichtige Rolle spielt Salz in der Viehzucht, ein wesentlicher Grund für die rasche Entwicklung des Salzhandels im Mittelalter. Im Gegensatz zum Menschen, der in seiner Ernährung nur wenige Gramm Salz benötigt, sind viele Tiere große Salzverbraucher. Ein Kalb beispielsweise braucht täglich etwa 25 g Salz, ein Pferd 50 g und eine Kuh 90 g.

Salz und Umwelt

Auch das Auftausalz gegen Schnee und Eis, das zu 98 bis 99 Gewichtsprozent aus Natriumchlorid besteht, ist ein Gewerbesalz, das in den letzten Jahren wegen seiner schädlichen Wirkungen stark ins Kreuzfeuer der Kritik geriet. Zwar hält dieses Salz die Straßen auf bequeme Weise eisfrei, weil es den Gefrierpunkt des Wassers herabsetzt, aber es hat sehr negative Auswirkungen auf die Umwelt, da es unter anderem zur Bodenversalzung beiträgt.

Bodenversalzung bedeutet, daß das Erdreich bestimmte Salze in solchen Mengen enthält, daß seine Eigenschaft als Pflanzenstandort beeinträchtigt ist. Manche Salze sind für den Landbau nicht gefährlich, auch wenn sie in größeren Mengen auftreten, aber bereits geringe Konzentrationen von toxisch wirkenden Salzen führen zu schwersten Schädigungen der Pflanzen. Gemäß dem Grad ihrer schädigenden Wirkung folgen nach Natriumcarbonat oder Soda und Natriumbicarbonat die Chloride und Sulfate. Die toxischen Salze sind leicht wasserlöslich. Kochsalz (Natriumchlorid) ist zusammen mit Natriumsulfat und Magnesiumsulfat der häufigste Bestandteil in versalzten und damit unfruchtbaren Böden. Eine hohe Salzkonzentration im Boden erhöht den osmotischen Druck der Flüssigkeiten im Boden und behindert damit die Aufnahme von Mineralstoffen durch das Wurzelsystem der Pflanzen. Die meisten Kultur- und Ackerpflanzen weisen eine sehr geringe Toleranz gegenüber dem Salzgehalt des Bodens auf. Dieser Salzgehalt bestimmt praktisch alle physikalischen und chemischen Eigenschaften des Bodens.

Der Vorgang der Salzbildung im Boden durch unterirdische Wasserströme, die in der Nähe von Salzlagern fließen, spielt sich in ähnlicher Weise wie die weiter oben beschriebene Bildung von Salzlagern aus Meersalz ab. Durch starke Verdunstung ständig nachströmender Salzlösungen ergeben sich mit der Zeit sehr hohe Salzkonzentrationen. Die Salzzusammensetzung und Salzkonzentration des Grundwassers ist die Folge von Wechselwirkungen mit den Mineralien der Gesteins- und Bodenschichten, die das Grundwasser durchströmt. Durch die Grundwasserbewegung und Verdunstung werden die leicht löslichen Salze im Boden durch Kapillarsogwirkungen angereichert. Der jeweilige Salzgehalt im Boden kann jahreszeitlichen Schwankungen unterworfen sein. Bei künstlicher Bewässerung sind diese Schwankungen aufgrund des Wechsels zwischen Auslaugung der Salze bei der Wässerung und der neuerlichen Anreicherung bei der Verdunstung des Wassers noch stärker.

Das vom Menschen in den Öko-Kreislauf eingebrachte Streusalz beschleunigt die Versalzung der Böden rapide. Durch Auftausalz entstehende typische Schadbilder an Pflanzen sind: Kleinblättrigkeit, Blattverfärbungen, abgestorbene Blattränder und vorzeitiger Blattabfall. Das Wiedergutmachen von Umweltbelastungen durch Streusalz ist schwierig. Die Gesundung von Bäumen nach dem Verzicht auf Streusalz beträgt beispielsweise je nach dem Grad der Schädigung zwischen sechs und zwölf Jahren.

Extreme Endstadien der Bodenversalzung sind die Salzwüsten. In Asien, Afrika und Südamerika sind viel Wüsten von Salzkrusten überzogen, die mehrere Zentimeter dick sein können und fast aus reinem Salz bestehen.

Wer salzet, der rostet

Das Auftausalz schadet nicht nur dem Boden, sondern auch den Autos, für deren besseres Fortkommen es auf die Straßen gestreut wird. Jeder Autofahrer kennt das Problem der angerosteten Stoßstangen und Karosserieteile, weil das Streusalz in die feinsten Lackrisse einzudringen vermag. Auch an Fahrbahndecken, Randstreifen und Standspuren aus Zementbeton richtet Streusalz Korrosionsschäden in erheblichem Umfang an. Der Vorgang der Korrosion hängt mit elektrischen Vorgängen zusammen. Berühren sich zwei verschiedenartige Metalle in einer elektrisch leitfähigen Flüssigkeit, so verhalten sie sich wie die zwei Pole einer Batterie, wobei sich das unedlere Metall auflöst – es wird oxydiert. Eine salzhaltige Lösung, wie sie durch Auftausalz auf der Fahrbahn entsteht, erhöht die elektrische Leitfähigkeit von Wasser in erheblichem Maße durch die freibeweglichen Natrium- und Chlorid-Ionen.

Zeitbombe Salzlager

Nicht vergessen werden darf die Nutzung von unterirdischen Salzvorkommen und Salzbergwerken als Endlagerstätten für Sondermüll, unter anderem radioaktiven Abfall. Obwohl sich Salzformationen wegen gewisser Eigenschaften – Plastizität des Steinsalzes, das bei dem im Untergrund herrschenden Druck das Auftreten von Spalten und Klüften verhindert; Möglichkeit der Herstellung von großen Hohlräumen, die auf lange Zeit standfest bleiben; hohe Wärmeleitfähigkeit, was sich günstig bei hochaktiven Abfällen auswirkt – zur Einlagerung von ›strahlendem‹ Müll zu eignen scheinen, haben eine Reihe von Gegengutachten bewiesen, daß es um die sichere Lagerfähigkeit in Salzstollen allerdings nicht gut bestellt ist.

Die Salzvorkommen müssen durch Erkundungs- und Probebohrungen auf ihre Eignung und Ausdehnung hin untersucht werden und gerade dadurch werden Öffnungen geschaffen, die eine sichere Endlagerung von Atommüll nicht gewährleisten. Darüber hinaus ist Salz wasserlöslich – bei Bildung von unterirdischen oder auch oberirdischen Rinnen und Öffnungen kann es zum Ausschwemmen und Austreten von Radioaktivität in die Umwelt kommen. Zudem sind Vorhersagen über Erdkrustenverschiebungen und Erdbeben über einen Zeitraum von mehreren hunderttausend Jahren hinweg illusorisch. Die dadurch möglichen dramatischen Lage- und Strukturveränderungen, die ebenfalls Radioaktivität freisetzen können, sind nicht vorhersehbar.

Die zum Teil jahrtausendelang radioaktiv strahlenden Abfälle stellen also eine nicht beherrschbare Zeitbombe für viele künftige Generationen dar und sind aus diesem Grund nicht zu verantworten.

Salz ist nicht gleich Salz

Salz, das ausschließlich für die menschliche Ernährung verwendet wird, heißt ›Speisesalz‹. Neben den oben besprochenen und von der Art der Herstellung bestimmten Arten wie Meer-, Stein- und Siedesalz gibt es eine Reihe von Salzsorten, die wir hier kurz alphabetisch aufzählen wollen. Wir nennen in diesem Zusammenhang der Vollständigkeit halber auch einige Salznamen, die nichts mit Natriumchlorid zu tun haben bzw. nicht für die menschliche Ernährung verwendet werden.

Diätsalze dienen bei einer natriumarmen Ernährungsweise als Kochsalzersatz. Bei diesen Salzen wird Natrium durch Kalium, Magnesium oder Calcium ersetzt. Sie unterliegen den Vorschriften der Diätverordnung, sind aber keine gesunde Alternative zum normalen Kochsalz.

Gewürzsalze sind Mischungen von mindestens 40% Kochsalz mit einem oder mehreren Gewürzen und/oder Kräutern und/oder Gewürzzubereitungen und/oder aminosäurehaltigen Würzmitteln. Der Anteil an Gewürzen muß mindestens 15% betragen. Je nach ihrer Art und ihrem Verwendungszweck tragen die Gewürzsalze Namen wie ›Kräutersalz‹, ›Knoblauchsalz‹, ›Selleriesalz‹, ›Brathähnchen-Gewürzsalz‹ und andere.

Halbsalz heißt in Österreich die Mischung aus 50% Kochsalz mit Kaliumchlorid, Magnesiumnitrat, Kaliumphosphat, Stärke und Natriumglutamat.

Hirschhornsalz ist eine Ammoniumverbindung mit salzartigem Charakter, das als Treibmittel, beispielsweise bei Backwaren, Verwendung findet.

Industriesalz ist Natriumchlorid, das ausschließlich für die großtechnische Verwendung, wie weiter oben beschrieben, eingesetzt wird.

Jodsalz ist Speisesalz, dem entsprechend den Vorschriften der Diätverordnung zwischen 15 und 25 mg/kg Natrium- oder Kaliumjodid zugesetzt wird. Jodiertes Speisesalz soll Jodmangel verhindern helfen. In der Bundesrepublik sind etwa 15% der Bevölkerung von einer durch Jodmangel verursachten Gesundheitsstörung betroffen, die allerdings zu Beginn keine Schmerzen oder äußerlich erkennbare Symptome zeigt und daher kaum bemerkt wird. Häufigste Folge von Jodmangel ist die Bildung eines Kropfes, einer Wucherung der Schilddrüse. Jod ist der wichtigste Baustein der Schilddrüse, die sehr viele hormonelle Vorgänge steuert. Zur Herstellung der stark jodhaltigen Hormone benötigt die Schilddrüse die Zufuhr von Jod aus der Nahrung. Wird die notwendige Menge (ca. 0,2 mg pro Tag) nicht geliefert, versucht die Schilddrüse durch wucherartiges Wachstum die Hormonproduktion zu steigern.

Hält der Jodmangel über längere Zeit an, bildet sich schließlich ein Kropf heraus. Jod in der Nahrung kommt deshalb eine wichtige Bedeutung zu. Hauptlieferant von Jod sind Fische, Meeresfrüchte und Algen. Darin liegt der Grund, warum der Kropf traditionell ein Problem der Bewohner der Alpenländer darstellt, in deren herkömmlichen Ernährungsgewohnheiten Meerestiere kaum vorkommen. Diesem Mangel wird durch jodiertes Speisesalz begegnet.

In der Bundesrepublik Deutschland muß Jodsalz auf der Pakkung als solches kenntlich gemacht werden und Speisen, denen Jodsalz zugesetzt wurde, müssen mit dem Packungsaufdruck ›mit jodiertem Speisesalz‹ gekennzeichnet werden. In den Alpenländern Österreich und Schweiz hingegen ist Jodsalz das gängige, reguläre Speisesalz. Das ist nicht unumstritten, denn bei starkem, regelmäßigem Verbrauch von Jodsalz können einzelne Menschen gemäß Dr. M. O. Bruker mit einer Überfunktion der Schilddrüse reagieren, die bis zum Jod-Basedow-Syndrom führen kann. Eine generelle Jodierung des Speisesalzes ist aus diesen Gründen also nicht wünschenswert.

Nitritpökelsalz ist eine Mischung von Kochsalz und Natriumnitrit und findet als Nahrungsmittelzusatzstoff weitgreifende Verwendung. Bei 95% aller Fleischwaren wird Nitritpökelsalz eingesetzt, eine Praktik, die für den Verbraucher, der viel Wurst und Fleischwaren zu sich nimmt, schwere gesundheitliche Konsequenzen nach sich ziehen kann, da Nitrit zusammen mit den im Fleisch und allen anderen eiweißhaltigen Nahrungsmitteln vorkommenden Aminen (Eiweißbausteine) die sogenannten Nitrosamine bildet, die zu den am stärksten krebserregenden Substanzen gehören, die wir heute kennen.

Sole ist Salz, das in Wasser gelöst ist.

Tafelsalz ist eine andere Bezeichnung für Speisesalz. Es ist in verschiedenen Korngrößen erhältlich.

Viehsalz ist nicht für den menschlichen Verzehr geeignet. Um diese Salzsorte vom Speisesalz zu unterscheiden, wird sie mit roten Eisenoxiden denaturiert und eingefärbt.

Vollsalz ist die österreichische Handelsbezeichnung für Speisesalz, dem mindestens 10 mg/kg Kaliumjodid zugesetzt wurde (siehe Jodsalz). In Österreich und der Schweiz ist dieses Vollsalz die gängige Handelsware.

Der Geschmack von Salz

Der typische Geschmack von Kochsalz ist bislang durch kein anderes Würzmittel nachzuahmen. Die Wissenschaft ist sich noch nicht darüber im klaren, was genau den salzigen Geschmack ausmacht, den jedes Kind sofort aus den aufgetischten Speisen herausschmeckt – oder schmerzlich vermißt, wenn beim Kochen das Salz vergessen wurde. Sowohl die Natriumionen wie auch die Chloridionen stimulieren die Geschmacksknospen auf der Zunge. Die Kationen regen den salzigen Geschmack eher an, während die Anionen leicht zum Bitteren tendieren. Gewöhnlich läßt sich über Geschmack streiten, über den salzigen aber offenbar nicht. Geschmacksprüfer jedenfalls, die bislang schon mehr als fünfzig Ersatzstoffe für Salz testeten, lehnten die meisten davon wegen ihres Bei- oder Nebengeschmacks ab.

Der Appetit nach Salz entsteht aus physiologischen Erfordernissen (Körperchemie, osmotische Verhältnisse usw.), aus Umwelteinflüssen (Stimuli aus Nahrungsangebot und Umgebung) sowie aus angenommenen Verhaltensweisen (Erwartungen, Gewohnheiten, Prägungen). Speisen ohne Salz schmecken kaum oder gar nicht. Der Widerwille gegen fade Kost, die ansonsten reich an Eiweiß, Faserstoffen, Vitaminen und Enzymen sein kann, mag sogar stärker als der Hunger sein. Der Geschmack von Salz ist also durch nichts zu ersetzen, doch ist es aus gesundheitlichen Gründen unumgänglich, die Lust auf Salz zu zügeln und die aufgenommene Kochsalzmenge auf ein vernünftiges Maß zu beschränken.

Salzmonopol und Salzsteuer

Wie wir im nächsten Kapitel über die Geschichte des Salzes sehen werden, war Salz immer schon ein begehrtes Handelsgut, Anlaß für Kriege und drastische Gesetze und Schutzzölle. Noch heute unterliegt Salz in Deutschland, Österreich und der Schweiz einem staatlichen Handelsmonopol, bzw. wird mit einer eigenen Salzsteuer belegt.

In der Bundesrepublik wird die Besteuerung von Kochsalz durch das Salzsteuergesetz geregelt. 42 Millionen Mark brachte im Jahr 1987 die Salzsteuer in die Staatskassen. Ausgenommen von der Salzsteuer ist Salz, das zu anderen Zwecken als zur Herstellung oder Bereitung von Lebens- oder Genußmitteln verwendet wird. Um einem Mißbrauch der Steuerfreiheit vorzubeugen, muß das steuerfreie Salz ›vergällt‹ werden, das heißt, es wird durch Zusatzstoffe wie Eisenoxid, Seifenpulver, Farbstoffe und anderes genußuntauglich gemacht.

In Österreich hält der Staat das Salzmonopol, das heißt niemand darf ohne Bewilligung der Monopolbehörden Salz erzeugen oder einführen. Alles in Österreich vorkommende Salz ist Eigentum dcs Staatcs. Bci dcr Salzcinfuhr sind Monopolabgaben zu entrichten.

In der Schweiz ist Salzeinfuhr und Salzverkauf durch eine interkantonale Vereinbarung geregelt und wird im Auftrag der Kantone durch die Vereinigten Schweizerischen Rheinsalinen durchgeführt.

Allein die Tatsache, daß sich Salzmonopole und Salzsteuern bis in unsere Zeit erhalten haben und streng von den Behörden überwacht werden, beweist Wert und Wichtigkeit des weißen Goldes. Wie wir im nächsten Kapitel sehen werden, war Salz schon immer ein begehrtes Wirtschaftsgut, um das nicht selten blutige Kriege ausgefochten wurden.

AUF DER SPUR DES WEISSEN GOLDES

Die Geschichte vom Salz

Für den griechischen Dichter Homer war Salz das ›Göttliche‹, denn die Meeresgöttin Neres hatte Peleus, dem Vater des Achilles, das Salz zum Geschenk gemacht. Pythagoras bezeichnete die weiße Gabe der Götter als Symbol der Gerechtigkeit. Für die Ägypter symbolisierte Salz die Schöpfung des Lebens. Auch den Römern galt Salz als heilig. Salz, gemäß Plutarch ›das vornehmste aller Nahrungsmittel‹, diente in alter Zeit zusammen mit Brot als Opfer für alle Götter. In vielen Religionen und Kulturen spielte Salz eine Rolle – vom ›Salz der Erde‹ ist in der Bergpredigt die Rede, der Bund Gottes mit Aaron wurde auf ›ewig durch das Salz von Yahwe‹ besiegelt, die Königswürde, die später David verliehen wurde, war eine ›Allianz aus Salz‹, die Hethiter kannten das Ritual des Soldateneides, bei dem Salz ins Feuer geworfen wurde, den Brahmanen Indiens galt Salz als Symbol der Saat. Den semitischen Stämmen bedeutete eine Prise Salz die Bitte um Schutz für Leib und Leben, und Brot und Salz mit einem Gast zu teilen, hieß seine Freundschaft anzustreben. Noch heute bitten arabische Völker: »Um des Brotes und des Salzes willen, das zwischen uns ist – tue es.«

Die alten Völker nutzten Salz zum Konservieren von Nahrung – im übertragenen religiösen Sinn schützte Salz dementsprechend auch vor geistigem Verderb. ›Das Salz nicht wert sein‹

bedeutete, verdorben, der Erlösung nicht würdig zu sein. Salz war auch ein Symbol für das Unentbehrliche und Kostbare, im religiösen Sinn auch für die Weisheit, die nötig ist, das höhere Leben zu erlangen. »Ebensowenig wie wir dieses gegenwärtige Leben ohne den Gebrauch von Salz fortzuführen vermögen, können wir das ewige Leben ohne die Gabe göttlicher Weisheit erlangen«, sagte der Kirchenvater Chromatius.

Im Mittelalter verschwand die religiöse Bedeutung von Salz aus der christlichen Gedankenwelt Mitteleuropas, denn damals war Salz auch für die Kirche längst zu einem zwar profanen, aber äußerst einträglichen Handelsgut geworden. Nur der Taufritus (»Das Salz der Weisheit möge dich begleiten«) erinnert bis in unsere Zeit an die einstige mystische Bedeutung von Salz. Auch in hermetischen magischen Zirkeln oder bei den Riten der Teufelsaustreibung und im Kampf gegen Hexen, Dämonen und böse Geister spielte – und spielt – Salz eine Rolle. Im Volksglauben sind viele dieser Mythen und Symbole noch lebendig: Verschüttetes Salz ist ein schlechtes Omen, ebenso das fehlende Salzfaß auf dem Eßtisch; Eheleute wappneten sich mit einer Handvoll Salz gegen Unfruchtbarkeit. Viele solcher Bräuche haben sich, regional verschieden, bis heute erhalten. Die allegorische Bedeutung des Salzverschüttens als Zeichen drohenden Unheils hat im ›Abendmahl‹ von Leonardo da Vinci ihre berühmteste Darstellung gefunden. Judas stößt auf diesem Gemälde das auf dem Tisch stehende Salzfaß um – und zwar mit der Hand, die den Beutel mit seinem Verräterlohn umklammert.

Auch im täglichen Sprachgebrauch hat die einstige Wichtigkeit von Salz seine Spuren hinterlassen – die ›gesalzenen Preise‹ deuten auf den hohen Wert hin, den Salz früher besaß; die französische Bezeichnung ›Salaire‹ für Salär, Sold, Gehalt und Lohn zeigt auf, daß Salz mitunter sogar als Währung fungierte. Salz war immer mehr als nur ein Würzmittel, das unzähligen Speisen Geschmack verleiht; Salz war ein Inbegriff von Leben und Wohlstand. ›Weißes Gold‹ wurde es genannt, und seit Tausenden von

Jahren ist es ein wichtiges Wirtschaftsgut, das Geschichte geschrieben hat.

Doch es hat auch Völker gegeben, die Salz nicht kannten, zum Beispiel die Eskimos oder manche Indianerstämme der Regenwälder Südamerikas. Die Finnen kennen nicht einmal ein Wort für Salz.

Salz – der Beginn der Zivilisation

Die Geschichte des Salzes ist so alt wie die unserer Geschichtsschreibung bekannte menschliche Zivilisation. Man kann davon ausgehen, daß die regelmäßige Verwendung von Salz vor etwa 10000 Jahren begann, als in der Jungsteinzeit (Neolithikum) die ersten menschlichen Ansiedlungen entstanden. Den Sammlern und Jägern der Ur-Menschheit hingegen war Salz als Nahrungszusatz unbekannt. Sie ernährten sich nahezu kochsalzfrei. Das für die Körperfunktionen notwendige Natrium nahmen sie aus Nahrung tierischen Ursprungs zu sich. Die Eskimos beispielsweise deckten ihren Salzbedarf durch das Trinken von Blut der von ihnen getöteten Tiere. Blut enthält ebenso wie Innereien mehr Salz als Muskelfleisch. Während vieler tausend Jahre änderte sich daran nichts.

Mit der Beendigung des Nomadenlebens und der Produktion von Nahrungsmitteln, die gelagert werden konnten, begann der Gebrauch von Kochsalz zum Zwecke der Nahrungskonservierung und Vorratshaltung. Fisch, Fleisch, Gemüse und andere Nahrungsmittel wurden mit Salz haltbar gemacht. In den ersten Hochkulturen der Antike, den Reichen der Sumerer, Babylonier und Ägypter, war Salz bereits ein fester Bestandteil des täglichen Lebens. Gewonnen wurde das weiße Gold, das neben seiner Verwendung zur Ernährung von Menschen und Tieren auch zum Konservieren und zum Einbalsamieren von Leichnamen benutzt wurde, aus Salzseen, Deltalagunen und Salzwüsten. Die ältesten Meerwassersalinen wurden wahrscheinlich in Ägypten, von den Skythen und Phrygiern am Schwarzen Meer und von den Phöniziern am östlichen Mittelmeer angelegt. Von dort aus verbreitete sich die Technik, das Geschenk des Meeres zu gewinnen, über das gesamte Mittelmeergebiet. Das Salz der Griechen und Römer war ausschließlich Meersalz. Der berühmte griechische Arzt Hippokrates, der um 460 vor unserer Zeitrechnung auf der Insel Kos geboren wurde, erklärte die Entstehung von Salz aus dem Meer bereits auf wissenschaftliche Weise: »Die Sonne zieht die feinsten und leichtesten Teilchen aus dem Wasser in die Luft. Die Lauge bleibt zurück, weil sie zu dick und zu schwer ist, und diesem Umstand verdankt Salz seine Existenz.«

Das Salz der Erde

Daß unermeßliche Salzlager auch unter der Erdoberfläche schlummern, entdeckten wahrscheinlich erstmals die Kelten, die am Ende der Bronzezeit, gegen Ende des zweiten vorchristlichen Jahrtausends, in Halle an der Saale in Sachsen auf unterirdische Solequellen stießen und diese auszubeuten begannen. An 126 Fundstätten sind sogenannte briquetages – Ziegelmauern um Siedefeuerstellen – gefunden worden. Die bedeutendste Stätte frühzeitlichen Salzbergbaus war aber Hallstatt, ein Ort im heutigen Salzkammergut. Etwa 1000 Jahre vor unserer Zeitrechnung schlugen dort die Kelten oder die Illyrer Stollen bis zu einer Tiefe von 360 Metern in den Berg hinein, um die reichen Salzlagerstätten abzubauen. Diese Leistung ist um so erstaunlicher, wenn man bedenkt, daß den antiken Bergleuten nur einfache Pickel und Äxte zur Verfügung standen und daß die Salzbrocken in Rucksäcken ans Tageslicht transportiert wurden. Mit den bronzenen Lappenpickeln kam man in den Deckschichten pro Monat gerade 1 Meter weit voran. Es dauerte Jahre, bis man die Salzvorkommen erreichte. Trotz dieser unsäglichen Mühen war der Umfang des prähistorischen Bergbaus beachtlich. Allein die nachgewiesenen Stollen auf dem Dürrnberg machen eine Länge von 4350 Meter und eine Fläche von 173000 Quadratmeter aus. Die Gegend um Hallstatt erlebte eine solche Blüte, und die Grabbeigaben der dort bestatteten Herrscher waren so reich und kunstvoll, daß eine ganze Epoche, die mitteleuropäische Eisenzeit zwischen dem 8. und 6. Jahrhundert vor unserer Zeitrechnung, als ›Hallstattkultur‹ in die Geschichte einging. Nicht wesentlich später, in der sogenannten Latènezeit vom 5. bis zum 1. vorchristlichen Jahrhundert, wurde die Technik entwickelt, Salzschächte unter Wasser zu setzen, die Sole aus dem Berg zu pumpen und Salz durch Sieden zu gewinnen, ein Prinzip, das auch heute noch angewendet wird. Schon damals gab es Grubenunglücke. Mehrmals wurden in der Neuzeit die vom Salz konservierten, unverwesten Leichen antiker Salzarbeiter unter der Erde gefunden, neben Werkzeugen, Rucksäcken, Schuhen, Handschuhen und Schmuck.

Doch auch in der chinesischen Provinz Szechuan wurde eine ähnlich bedeutende Salzförderung nachgewiesen, die sich auf etwa 1000 vor unserer Zeitrechnung rückdatieren läßt. Andere frühgeschichtliche Fundstätten, deren Alter aber noch nicht verläßlich bestimmt ist, liegen in den Anden, in Arizona, Afrika, Armenien und Italien. Von der Sahara bis zu den Hochebenen Zentralasiens war der Salzbergbau verbreitet. Im Lauf der Zeit gewann die Produktion von Meersalz aber das Übergewicht über die Gewinnung von Steinsalz. Der schon hoch entwickelte Salzbergbau kam zum Stillstand, fast alle in der Antike bekannten Bergwerke gerieten ab der Zeitenwende in Vergessenheit, die Anlagen verfielen und das bergbauliche Wissen ging verloren. Erst im 12. und 13. Jahrhundert wurde an den alten Salzförderstätten der Abbau von Steinsalz wieder aufgenommen und zudem neue Schächte angelegt.

Zwischen dem 16. und 18. Jahrhundert schließlich kam es durch die Einführung neuer Techniken zu einem erneuten Aufschwung. Viele der damals wieder geöffneten oder neu erschlossenen Salzabbaustätten sind noch heute in Betrieb, wie Halle an der Saale, Lüneburg, Wieliczka und Bochnia in der Nähe von Krakau, Bad Reichenhall, Berchtesgaden, Hallein, Hallstadt, Hall und andere.

Bei der Aufzählung dieser Orte fällt auf, daß die Silbe ›Hall‹ in vielen der Namen vorkommt. ›Hal‹ ist ein keltischer Begriff für Sole, Salzquelle. Weltweit prägte Salz die Namen der Orte, an denen es gefunden oder gehandelt wurde. Salzburg, Salzkammergut, Salsomaggiore, Ssol, Saltville sind nur Beispiele dafür.

Der Kampf ums Salz

Der wachsende Verbrauch von Salz war übrigens Ursache für einschneidende Umweltzerstörungen. Um die Tag und Nacht brennenden Feuer unter den Solepfannen zu schüren, wurden die Wälder um die Salzbergwerke radikal abgeholzt. Nachschub von Brennmaterial und von Holz zur Zimmerung der Stollen war ein ständiges Problem. War die nähere Umgebung abgeholzt, ging man dazu über, die Sole in Holzrohren in Gegenden zu leiten, wo es noch genug Brennholz gab. Die Soleleitung von Reichenhall nach dem 31 Kilometer entfernten Traunstein, die erste ›Pipeline‹ Bayerns, wurde 1611 gebaut und erst 1912 stillgelegt. Berühmt wurde auch die von Georg Reichenbach erbaute Soleleitung von Berchtesgaden nach Reichenhall, die eine Steigung von 356 m überwinden mußte, und für die eine Solehebemaschine konstruiert wurde, die zu ihrer Zeit als ›größte Kunstmaschin' der Welt‹ galt. Salz machte erfinderisch, denn mit Salz war eine Menge Geld zu verdienen.

Mit der Zeit nahm die Anzahl der Salzgärten, Salzquellen und Salzbergwerke zu. Dabei blieben blutige Auseinandersetzungen um den Besitz und die Kontrolle dieser Fundstätten des weißen Goldes nicht aus. Schon der römische Geschichtsschreiber Tacitus berichtet von einem Ausrottungskrieg zwischen den westgermanischen Stämmen der Chatten und Hermunduren, der um den Besitz von Solequellen geführt wurde. Auch Alemannen und Burgunder lieferten sich einen solchen Salzkrieg. Venezianische Soldaten zerstörten im Dienste des Salzhandels im 10. Jahrhundert Comacchios und im 14. Jahrhundert Cervias. Im 16. Jahrhundert führte der Sultan von Marokko mit dem König von Mali Krieg um den Salzstock von Taoudeni. Die Streitigkeiten der Salzburger

Erzbischöfe mit Berchtesgaden um die umfangreichen Salzlager dieser Region fanden jahrhundertelang kein Ende. Brandschatzung und Mord waren dabei nichts Ungewöhnliches. Piraten kaperten Salzschiffe, und selbst die Schweden, die im 16. Jahrhundert unter einer Handelsblockade litten, griffen aus Salzmangel eine holländische Flotte an und erbeuteten ungefähr 9000 Tonnen Salz. Diese Menge deckte den schwedischen Salzbedarf für ein ganzes Jahr. Auch die Hanse, an deren Macht und Reichtum der Salzhandel nicht unwesentlichen Anteil hatte, mußte im Kampf ums weiße Gold Federn lassen. Im Jahr 1449 wurde eine Hanseflotte aus 110 Schiffen mit einer Ladung von insgesamt 1800 Tonnen Salz von englischen Piraten gekapert.

Herrscher verfügten Salzsteuern und sicherten sich das Salzmonopol. In der ersten Hälfte des 9. Jahrhunderts überließen Karl der Große und seine Nachfolger die Gewinnung und den Handel mit Salz den weltlichen und geistlichen Lehnsherren. Die Salinen, Quellen und Bergwerke gehörten fortan den Herzögen, Fürsten, Klöstern und Bischöfen, auf deren Territorien sie sich befanden. Die Leibeigenen dieser Feudalherren mußten das Salz in Fronarbeit fördern. Am mittelalterlichen Salzhandel waren von Anfang an auch die Klöster beteiligt, die viele bedeutende Salinen und Solequellen besaßen. Für das einfache Volk hingegen war Salz ein Luxusartikel. Große Teile der Bevölkerung mußten ihre Speisen mit Pflanzenasche würzen, weil das Speisesalz für sie unerschwinglich war.

Der Handel mit dem weißen Gold

Ausgehend von den Zentren der Steinsalzgewinnung und den Salinen der Länder am Meer, entwickelte sich der Handel mit dem begehrten Salz. Der Salzhandel läßt sich bis in die Frühzeit zurückverfolgen, obwohl kaum gesicherte Daten vorliegen, weil Salz im Gegensatz zum Handel mit Waren aus Keramik oder Metall kaum Spuren für die Archäologen hinterläßt. Schon in der Hallstatt-Epoche wurde mit Salz gehandelt. Auch in Zentralasien, Afrika, China und Lateinamerika wurde das weiße Gold früh zur Handelsware. Der griechische Geschichtsschreiber Herodot erwähnte im fünften vorchristlichen Jahrhundert die mit Salz beladenen Karawanen, welche die Sahara durchquerten. Der Ruhm afrikanischer Salzminen wie Teghaza, die ›Stadt des Salzes‹ genannt wurde, und Timbuktu, wo man Salz gegen Gold tauschte, drang bis nach Europa. Bei Arrian, der im zweiten Jahrhundert unserer Zeitrechnung ein Geschichtswerk über den Zug Alexander des Großen verfaßte, ist von Salz die Rede, das die Ammonpriester dem Pharao in palmgeflochtenen Kisten als Geschenk mitbrachten und das reiner war als Meersalz. Schon in Ägypten unterlag das Salz der Versteuerung, und der Verkauf war Staatsmonopol. Mitunter wurde Salz sogar in Gold aufgewogen – im Verhältnis 1:1. Doch auch Waren wie Holz, Wachs, Pelze, Fleisch, Häute, Käse und Metallbarren wurden im Tausch gegen Salz gegeben – und natürlich auch Sklaven. Selbstverständlich wurden schon damals Zölle, Steuern und andere Abgaben auf die kostbare Ware erhoben. Selbst als Zahlungsmittel wurde Salz in gewissen Regionen verwendet. Römische Legionäre wurden mit Salzgeld (salarium) bezahlt, Beamte erhielten ein Salzdeputat. In der Kaiserzeit Roms schließlich wurde Salz als Gratifikation verteilt.

Schon bald entstanden sogenannte ›Salzstraßen‹, wie beispielsweise die Via Salaria der römischen Frühgeschichte, die erste durchgehende Verbindung zwischen den Salinen der Küste und dem Land der Sabiner. Die Porta Salaria in Rom erinnert noch an diese Zeit. Als die heimischen Salzgärten nicht mehr ausreichten, die rasch wachsende Bevölkerung Roms zu versorgen, kamen weitere Salzstraßen hinzu, die sich bis nach Sizilien, Spanien, Kappadozien, die Krim und Ägypten erstreckten. Bis an die entferntesten Grenzen des römischen Reiches wurde das Salz von bestimmten Kaufleuten, den sogenannten salarii, transportiert, zu moderaten Preisen übrigens. Im Vergleich zum Marktwert anderer Waren war Salz während der Antike wesentlich billiger als später im christlichen Europa. Trotzdem war Salz begehrt. In den Wirren der Völkerwanderungszeit brach der weit verzweigte Salzhandel zusammen und lebte später nur allmählich wieder auf. Der rasch wachsende Gesamtverbrauch, bedingt durch ein rasches Anwachsen der Bevölkerung – von 1000 bis 1300 unserer Zeitrechnung verdoppelte sich die Bevölkerung Europas – und vor allem durch eine Vervielfachung des Viehbestandes, machte Salz zu einem wichtigen Wirtschaftsgut. Auch das Anwachsen der Städte, die zunehmend mit Nahrungsmitteln versorgt werden mußten, die mit Salz konserviert waren, trug zu dieser Entwicklung bei.

Bereits im sechsten Jahrhundert wurde Salz als ein hauptsächlicher Artikel des venezianischen Handels erwähnt. Zuerst versuchte Venedig, die Salzgärten der Adria an sich zu reißen, später wurde das weiße Gold in eigenen Salinen der Lagunenstadt gewonnen. Die Salinen der Konkurrenten wurden kurzerhand zerstört. Schließlich jedoch verlegte sich Venedig vollständig auf den Salzhandel. Die eigenen Salzgärten verfielen wegen des hohen steuerlichen Druckes; für die venezianischen Kaufleute war es gewinnbringender, Salz von anderen Küstenstrichen, beispielsweise aus Zypern, Kreta, Ibiza und Nordafrika zu importieren. 1288 nahm Venedigs Konkurrent Pisa den Salzhandel auf und führte jährlich zwischen 3 und 5 Millionen Kilo Salz von Sardinien ein.

Erst als sich auch Genua in den Salzhandel mischte und die Salzgewinnung in Hyères im Rhonedelta kontrollierte, wo eine Reihe von Salinen entstanden waren, ging der schwunghafte Salzhandel der Pisaner zurück.

Meersalz wurde übrigens auch auf recht ungewöhnliche Art gewonnen, beispielsweise im Norddeutschland des 11. Jahrhunderts das sogenannte Friesische Salz: In Küstengebieten wurde Torf aus dem Meer gehoben, getrocknet und anschließend verbrannt. Aus der zurückbleibenden Asche wurde dann das Salz ausgelaugt.

Solche lokalen Methoden, das begehrte Würzmittel zu gewinnen, taten dem rasch sich entwickelnden Salzhandel keinen Abbruch. Seit dem 12. Jahrhundert breitete sich der Handel mit dem weißen Gold in ganz Europa zunehmend aus und entwickelte sich rasch zu einer Goldgrube für Lehnsherren, Kaufleute und Staat. Städte, die über Salzvorkommen verfügten, wurden reich, manche davon, wie etwa Lüneburg, das sich zu einem Zentrum der Salzindustrie aufschwang, waren völlig vom Salz abhängig. Der Salzhandel wurde immer gewinnträchtiger, vor allem für den Staat. Zölle und Salzsteuern trieben den Preis in die Höhe, und schließlich gingen immer mehr Staaten dazu über, Salzmonopole einzuführen, die dann an Kaufleute verpachtet wurden. Bei jedem Grenzübergang, an den Grenzen zwischen Ländern ebenso wie an Stadttoren, wurden Steuern fällig. Bei Salztransporten von den Salinen im Rhonedelta nach Lyon gab es im Jahr 1446 nicht weniger als 56 Zollstationen. Die Steuerlast wog schwerer als die Herstellungs- und Vertriebskosten. Diese regional unterschiedlichen Zwänge, Kontrollen, Vorschriften und Restriktionen machten Salz zum Spekulationsobjekt und natürlich zum Objekt von Betrug und Schmuggel. Die Händler und Hersteller sicherten sich entweder weitreichende Privilegien oder sie versuchten durch Betrug auf ihre Kosten zu kommen. Minderwertiges Salz wurde als hochwertiges verkauft, allerlei Vorwände wurden erfunden, um Steuerbeamte und Zöllner zu täuschen, nicht oder falsch deklarierte Ware wurde illegal gehandelt. Schmuggler und Schwarzhändler machten gigantische Gewinne. Außerhalb Europas waren Salzmonopole und Salzsteuern allerdings nur noch in China bekannt. Auch dort blühte der illegale Salzhandel. Allein am Unterlauf des Yangtse waren im 18. und 19. Jahrhundert ungefähr eine Million Menschen mit den Schiebereien des weißen Goldes beschäftigt.

Das gemeine Volk mußte die Profitgier der staatlichen Monopolisten und der Kaufleute ausbaden. Zur Zeit Ludwigs XI. fragte in Frankreich ein Dichter, ob die Armen nicht bald gezwungen sein würden, ihr Gemüse mit ihren salzigen Tränen zu würzen. Vor allem in Frankreich kam es immer wieder zu Unruhen und Auflehnungen gegen die drückende Salzsteuer, die sogenannte ›Gabelle‹. Auch die Arbeiter in den Salzbergwerken und Salinen bekamen nur Krümel vom salzigen Kuchen ab und fristeten ihr Leben meist in Armut.

Übrigens hatte der Handel mit Salz auch auf die Einführung einheitlicher und geeichter Maße und Gewichte großen Einfluß. Schon im Mittelalter wurde dem ›Salzmessen‹ hohe Bedeutung zuerkannt. Gemessen wurde mit den ›Synwolemess‹, den mit den Stadtzeichen versehenen geeichten Meßbehältern. Die ›Salzmesser‹ mußten strenge Amtseide leisten. Da es trotzdem zu Unregelmäßigkeiten kam, wurde schließlich das ›Salzwiegen‹ mit Zentnergewichten eingeführt.

Salz gründet Städte

Natürlich wurde Salz auch ein Instrument der Politik. Ein scharfer Wettbewerb zwischen den salzproduzierenden Ländern setzte ein. Wurde er nicht mit Waffengewalt ausgefochten, so war jedes Mittel der Intrige und Diplomatie recht. Durch die erneute und wachsende Erschließung der Bergwerke und Solequellen in Mitteleuropa erwuchs den Salzgärten des Mittelmeers und den von ihren belieferten Handelsmächten ernsthaft Konkurrenz. Zu Wasser und zu Land wurde das kostbare Salz in alle Himmelsrichtungen verfrachtet, auf dem Meer, auf schiffbaren Flüssen und auf den sogenannten ›Salzstraßen‹, auf denen die Salzhändler zogen. Die Handelsbräuche zu dieser Zeit waren hart. Nicht nur Steuern und Zölle galt es zu entrichten, der Salzhandel war darüber hinaus mit hohem Risiko verbunden. Wer vom Weg abkam, die Ladung umwarf oder überfallen wurde, hatte doppelt Pech: seine Salzladung verfiel dem Grundherrn, auf dessen Land das Unglück geschehen war. Die Orte an den Salzstraßen aber wurden durch den Salzhandel reich und bedeutend. Viele Ortschaften und Städte verdanken dem Salz und dem Salzhandel sogar ihre

Entstehung, Salzburg beispielsweise, an einem strategisch günstigen Punkt an der Pforte des Salzkammergutes am Ufer der Salzach gelegen, auf der das weiße Gold transportiert wurde.

Auch München, die ›Weltstadt mit Herz‹, in der das vorliegende Buch über Salz geschrieben und verlegt wurde, verdankt seine Entstehung den begehrten weißen Kristallen, welche nicht nur die bayerische Brezn und den bayerischen Radi schmackhaft machen, oder besser, es verdankt seine Entstehung der Profit- und Machtgier von Heinrich dem Löwen (1129–1195), der seinem Nachbarn, Bischof Otto I., die Einnahmen aus dem Salzhandel nicht gönnte. Die Salzsäumer, die mit Salz beladenen Tragetierkolonnen, machten sich in Reichenhall auf den Weg, überquerten den Inn bei Wasserburg oder Rosenheim, beides Städte, die ihren Wohlstand ebenfalls dem Salzhandel verdankten, und mußten nur noch die Isar überqueren, um ihre Zielgebiete im Westen zu erreichen. Sie taten dies auf einer Brücke bei Oberföhring, die der Bischof von Freising errichtet und natürlich mit Zollschranken versehen hatte. Neben satten Einnahmen aus dem Brückenzoll brachte der Salzweg durch Föhring dem cleveren Bischof auch das Münzrecht und den Tagemarkt. Heinrich der Löwe, der mit dem Herzogtum Sachsen und dem Herzogtum Bayern belehnt wurde, wollte auf diese Vorteile nicht verzichten. Kurzerhand ließ er die Brücke des Bischofs niederbrennen. Doch als die Brücke brannte, war eine neue schon errichtet, und zwar in einer spärlich besiedelten Gegend wenige Kilometer flußaufwärts. Dort gab es zwar nur ein paar verstreute Häuser und Hütten, dafür aber eine Isarinsel, mit deren Hilfe sich gut eine Brücke bauen ließ. Die Gegend hieß nach einem Klosterhof am linken Isarufer ›Munichen‹, was soviel wie ›bei den Mönchen‹ bedeutet. Auf einer eigens angelegten Trasse wurden die Salzhändler fortan zu dieser Brücke gelotst. Der Rechtsstreit, der aus dem Handstreich erwuchs, ging zugunsten von Heinrich aus. Am 14. 6. 1158 entschied Kaiser Friedrich Barbarossa im sogenannten Augsburger Schied, daß die neue Brücke bestehen bleiben darf und daß Münze und Markt auf München übergehen. In diesem Dokument wird München erstmals urkundlich erwähnt. Bischof Otto ging allerdings nicht leer aus – ein Drittel der Münchner Zolleinnahmen mußte ihm übergeben werde. Die Salzstraße verlief fortan durch ›Munichen‹, das rasch wuchs und bald schon eine große Lagerhalle, einen sogenannten Salzstadel, errichtete, in dem die empfindliche Ware Salz bei Regenwetter sicher und ohne Schwund aufbewahrt werden konnte. Solche Einrichtungen gab es zwar in anderen Städten an den Salzstraßen auch, für München zahlte sie sich aber besonders aus, denn im Jahre 1587 wurde der Salzhandel bayerisches Monopol und eine herzogliche Verordnung bestimmte: »Salz muß zu Munichen gestadelt, gezollet und wohlfeil gehalten werden.« Noch heute wird das bekannte ›Reichenhaller Salz‹ von München aus in alle Welt verkauft.

Der Markt beruhigt sich

Entstand der Handel mit Salz aufgrund der Tatsache, daß die bekannten Salzvorkommen unter den Ländern schlecht verteilt waren, daß die einen im Salz schwammen, während die andern Mangel litten, so beruhigte sich im 19. Jahrhundert der gewinnträchtige Handel mit dem weißen Gold. Heute wird Salz fast überall auf der Welt produziert; nur wenige Länder müssen es noch in großen Mengen einführen. Skandinavien, wo aufgrund des Fehlens unterirdischer Vorkommen und des geringen Salzgehalts der nordischen Meere stets Salzmangel herrschte, bezieht die etwa 90000 Tonnen Salz, die es jährlich benötigt, zum größten Teil aus Ibiza. Japan, das fast die Hälfte der weltweiten Salzexporte verbraucht, versorgt sich aus Mexiko und Australien. In der Weltwirtschaft der Gegenwart verursacht der Handel mit Salz allerdings kaum mehr Probleme.

Im folgenden die Ein- und Ausfuhren der Europäischen Gemeinschaft im Jahre 1987. Alle Angaben in Millionen Kilogramm:

	Einfuhr	Ausfuhr
Salz für Chemiezwecke	37,41	17,02
Salz für andere Industriezwecke	17,29	36,59
Reines Speisesalz	2,147	22,38
Anderes Salz	16,94	27,61

Aus dem heiß begehrten und umkämpften weißen Gold wurde ein Gebrauchsgut, das auf der ganzen Welt völlig selbstverständlich zum täglichen Leben und Essen gehört.

DIE VERSALZENE GESUNDHEIT

Die Wirkung von Kochsalz im Körper

Die Kosten, die in der Bundesrepublik jährlich durch falsche Ernährung entstehen, betragen etwa 42 Milliarden Mark. Diese gigantische Summe betrifft die direkten Kosten, wie Ausgaben der Krankenkassen und Krankenversicherungen für ambulante und stationäre Behandlung, für Arzneimittel, für Rehabilitation und Pflege sowie die indirekten Kosten für Arbeitsunfähigkeit, Frühinvalidität und Produktionsausfälle durch Krankheit oder frühzeitigen Tod.

Erkrankungen im Mundbereich wie Gebißverfall, Karies, Parodontose und andere; alle Stoffwechselstörungen wie Übergewicht, Fettsucht, Diabetes, Gicht und andere; Erkrankungen des Bewegungsapparates wie Rheuma, Arthrose, Arthritis und andere; Erkrankungen der Verdauungsorgane wie Verstopfung, Darmfloraschädigungen, Leber-, Gallenblasen-, Darmerkrankungen und andere; Gefäßerkrankungen wie Arteriosklerose, Herzinfarkt, Schlaganfall, Thrombrosen und andere; Störungen des Immunsystems wie Allergien, Hauterkrankungen bis hin zu Krebs sowie eine Reihe weiterer Leiden, darunter auch psychische Anfälligkeiten, sind zum großen Teil bedingt durch falsche Ernährung. Etwa 75% aller Krankheiten entstehen durch falsche Ernährungs- und Lebensgewohnheiten.

Selbstverständlich sind an der Entstehung der Zivilisationskrankheiten noch andere Faktoren beteiligt, wie beispielsweise die steigende Umweltbelastung durch Schadstoffe in Luft, Wasser und Nahrung; risikoreiche Lebensbedingungen wie Streß, psychische Belastungen, mangelnde körperliche Betätigung sowie Genußgifte wie Alkohol, Zigaretten und Drogen. Und doch steht falsche Ernährung an erster Stelle der Risikofaktoren.

»Wir essen zu viel, zu süß, zu fett und zu salzig«, ist das Fazit der Deutschen Gesellschaft der Ernährung zur Entstehung der ernährungsbedingten Krankheiten, die manchmal auch ›Zivilisationskrankheiten‹ genannt werden, weil gerade die in unserer modernen Zivilisation industriell gewonnenen und im Übermaß verzehrten Nahrungsmittel ihre Entstehung wesentlich begünstigen. ›Nahrungsmittel‹, wie raffinierter Zucker, Auszugsmehle, gehärtete Fette haben die Ernährungsgewohnheiten der Menschen in den Industrienationen drastisch verändert und üben einen besonders schädlichen Einfluß auf den Organismus aus. Auch der enorm angestiegene Fleischkonsum und die wachsende Bedeutung von industriell behandelter Nahrung spielen eine große Rolle bei der Entstehung ernährungsbedingter Krankheiten. Dazu kommt, daß der Durchschnittsbürger viel zuviel ißt. Obwohl aber die aufgenommene Nahrungsmenge weit über dem Bedarf liegt, sind die meisten Vielesser mangelernährt, denn die übliche Zivilisationskost enthält zwar zu viel Kalorien, aber zu wenig lebensnotwendige Nähr- und Vitalstoffe, wie hochwertiges Eiweiß, ungesättigte Fettsäuren, Vitamine, Mineralstoffe, Enzyme und andere.

Kochsalz ist neben den oben genannten ›Nahrungsmitteln‹ ein weiterer Faktor, der an manchen ernährungsbedingten Krankheiten die Mitschuld trägt. Im Rahmen dieses Buches wollen wir vor allem auf den Zusammenhang von Salz und Krankheit eingehen. Im letzten Kapitel über die Grundlagen gesunder Ernährung werden wir dann kurz die anderen Hauptfeinde unserer Gesundheit behandeln.

Salz im Körper

Die meisten risikoreichen Nahrungsmittel, wie raffinierte Zucker und Auszugsmehle, sind für den Körper völlig überflüssig. Sie belasten den Organismus nur und können ohne jegliche Mangelerscheinungen ersatzlos aus unserem Speiseplan gestrichen werden. Es sind Substanzen, die den Namen ›Nahrungsmittel‹ eigentlich nicht verdienen. Bei Kochsalz ist dies anders. Salz ist eine lebensnotwendige Substanz, ohne die der Körper nicht auskommen kann. Das gesundheitsgefährdende Problem mit Kochsalz liegt einzig in der Dosierung. Sowohl ein Zuviel an Salz wie auch ein Zuwenig kann uns krank machen, wobei bei unseren Ernährungsgewohnheiten das Problem des Zuviel natürlich bei weitem überwiegt. Salzmangel kommt in unseren Breiten nur in Extremfällen vor. Bevor wir die krankmachende Wirkung von zuviel Kochsalz betrachten, ist es notwendig, die unentbehrliche Funktion von Natriumchlorid im Regelkreis unseres Organismus zu untersuchen. Wenn wir den vielfältigen Aufgaben von Natrium und Chlorid in unserem Organismus nachspüren, erhalten wir Einblick in das Wunderwerk unseres Körpers und einige der unzähligen komplizierten Mechanismen, die das Leben ermöglichen und aufrechterhalten.

Mineralsalze – Garanten des Lebens

Zur Aufrechterhaltung des inneren Milieus benötigt der Organismus Mineralsalze. Damit alle wichtigen Zellfunktionen erfüllt werden können, muß ein konstantes und ausgewogenes Verhältnis an Mineralstoffen vorherrschen. In gelöster Form, als positiv oder negativ geladene Ionen, werden diese Mineralsalze Elektrolyte genannt. Die positiv geladenen heißen Kationen, die negativen Anionen.

Die empfohlene tägliche Zufuhr wichtiger Elektrolyte beträgt für

Natrium: 2 – 3 Gramm	Kalium: 3 – 4 Gramm
Calcium: 0,8 Gramm	Magnesium: 0,3 – 0,4 Gramm
Chlorid: 3 – 5 Gramm	Phosphor: 0,8 Gramm

Die Aufnahme von Natrium sollte am besten etwas geringer oder gleich sein wie die Aufnahme von Kalium. Mit einer täglichen Kochsalzzufuhr von 3 bis 5 Gramm ist der Bedarf an Natrium und Chlorid voll gedeckt.

Natrium, Chlorid und Kalium sind die wichtigsten Elektrolyte der Körperflüssigkeiten in den Zellen und Zellzwischenräumen. Sie sind für die Einhaltung des osmotischen Gleichgewichts, des pH-Wertes und des Flüssigkeitsvolumens verantwortlich. Natrium ist dabei das vorherrschende Kation. In unserem Organismus kommen die Bestandteile des Kochsalzes – Natrium und Chlorid – in den meisten Fällen in unterschiedlich hohen Anteilen vor.

Doch auch die Mineralstoffe und Spurenelemente, von denen nur winzige Mengen benötigt werden, wie beispielsweise Eisen, Zink, Mangan, Selen, Chrom und andere, sind lebensnotwendig und müssen dem Körper in optimaler Menge zur Verfügung stehen. Dabei ist der Bedarf individuell verschieden. Kinder und Jugendliche, Ältere, Schwangere, Stillende, Streßgeplagte, Sportler, Kranke, Alkoholtrinker und Raucher benötigen gewöhnlich mehr der unentbehrlichen Salze des Lebens als ein gesunder Erwachsener.

Im Körper eines Menschen, zum Beispiel eines 70 kg schweren Erwachsenen, befinden sich ca. 3,5 kg mineralische Stoffe, davon etwa 100 Gramm Natrium und 80 Gramm Chlorid. Ein Drittel des Natriumbestandes ist in den Knochen gebunden, zwei Drittel des Natriums und praktisch das gesamte Chlorid sind Bestandteil der Körperflüssigkeiten. Etwa 50 Gramm Kochsalz befindet sich im Blut. Die physiologische Kochsalzlösung, das heißt die Salzkonzentration, die der des menschlichen Blutes entspricht, enthält auf 100 ml Wasser 0,9 g Kochsalz. Noch genauer entspricht ihr die sogenannten Ringer-Lösung (bekannt nach dem englischen Pharmakologen S. Ringer), die in 100 ml Wasser 0,8 g Natriumchlorid, 0,02 Kaliumchlorid, 0,02 Calciumchlorid und 0,1 Natriumhydrogenkarbonat enthält.

Salz und Wasser

Ohne Salz könnte der Körper kein Wasser speichern. Der Salz- und Wasserhaushalt des Organismus ist eng vernetzt. Salze besitzen die Fähigkeit, das unentbehrliche Elexier, ohne das kein Leben möglich wäre, zu binden. 1 Gramm Natriumchlorid vermag 100 Gramm Wasser zu binden. Natrium ist an diesem Prozeß intensiver beteiligt als sein ›Partner‹ im Kochsalzmolekül – es vermag ein Mehrfaches an Wasser zu binden als Chlorid. Wasser und Salze sind also lebensnotwendige Bestandteile des Körpers von Menschen und Tieren. Der Mensch besteht überwiegend aus Wasser, der Säugling zu 75%, der Erwachsene zu 65% und der Greis nur noch zu 55%. Das im Körper gespeicherte Wasser ist unterschiedlich verteilt. 60% des Körperwassers befinden sich in den Zellen, 30% in den Zellzwischenräumen und im Blutplasma, die restlichen 10% verteilen sich auf die Gehirnflüssigkeit, die Augenkammer, den Magen-Darm-Trakt, Drüsen etc. Damit das jeweilige Volumen in engen Grenzen konstant gehalten wird, verfügt der Körper über ein raffiniertes System komplizierter, sich gegenseitig kontrollierender Regulierungsmechanismen. Dieser komplizierte Schutzmechanismus ist lebensnotwendig, denn schon bei Wasserverlusten von 5% des Körpergewichts kommt es zu deutlichen Veränderungen der Leistungsfähigkeit, bei 15 bis 20% tritt der Tod ein.

Die Aufgaben von Kochsalz

Neben der lebenswichtigen Funktion von Kochsalz, Wasser zu binden und im Gewebe zu halten, sorgt Natriumchlorid für das osmotische Gleichgewicht in den Körperflüssigkeiten und sichert somit die Gewebespannung. Das bedeutet, daß durch die richtige Salzkonzentration im Blut ein bestimmter Druck aufrechterhalten bleibt. Wäre die Salzkonzentration zu hoch, würden die Blutkörperchen schrumpfen, wäre sie zu gering, würden sie platzen.

Auch an der Verdauung hat Kochsalz wesentlichen Anteil. Der Körper eines ›durchschnittlichen‹ Erwachsenen produziert in

24 Stunden rund 5 Liter Verdauungssäfte, die etwa 20 Gramm Natriumchlorid enthalten. Natrium ist zudem für die Aktivität des Enzyms Amylase wichtig. Bei den Verdauungsvorgängen im Dünndarm spielt Natrium ebenfalls eine entscheidende Rolle. Zudem ist Natrium ein Baustein der Knochen.

Auch Chlorid, das zum Teil zusammen mit Natrium resorbiert wird, erfüllt wichtige Aufgaben im Körper – im Magen-Darmtrakt, in den Zellzwischenräumen und in der Gehirnflüssigkeit. Chloride sind wichtige Bestandteile des Magensaftes, von dem täglich rund 1,5 Liter in den Fundusdrüsen der Magenwand gebildet werden. Der Magensaft ist eine starke Säure (pH-Wert 1,4), die für die Vorverdauungsvorgänge im Magen unbedingt nötig ist. Wird dem Körper zu wenig Chlorid zugeführt, kann nicht genügend Säure produziert werden und es kommt folglich zu Verdauungsstörungen.

Die ›Natrium-Kalium-Pumpe‹

Jede Zelle ist bemüht, das Elektrolyt-Gleichgewicht in engen Grenzen aufrechtzuerhalten. Die Zellwände treffen bei diesem Regulierungsvorgang unter anderem eine aktive Auswahl. Es wird die richtige Menge an Natrium – immer nur im Austausch mit Kalium – in die Zelle ein- und ausgeschleust, um eine elektrische Spannung im Ruhezustand von 70 mV (Millivolt) zu erhalten. Dieser Regulationsvorgang heißt ›Natrium-Kalium-Pumpe‹ und ist hauptsächlich für die Errichtung von Potentialgradienten und osmotischen Gradienten verantwortlich und darüber hinaus am gekoppelten Transport anderer Substanzen beteiligt. Die Natrium-Kalium-Pumpe befördert Natrium durch die Zellwände hindurch in das Zellinnere, bzw. zurück in die Zellzwischenräume. Der Transport von einfachen Zuckern, Aminosäuren, wasserlöslichen Vitaminen und von anderen Substanzen ist ebenfalls an diesen Vorgang gekoppelt und stellt somit eine weitere Funktion von Natrium im Verdauungs- und Resorptionsvorgang dar.

In ähnlicher Weise ist Natrium an der Erregbarkeit von Muskeln und Nerven beteiligt. Nervenfasern haben die Aufgabe, übermittelte Reize als Erregung zum Gehirn zu leiten. Innerhalb und außerhalb der Nervenmembranen, welche die Nervenzellen umgeben, herrschen verschiedenartige Ionenkonzentrationen vor. Außerhalb der Nervenfaser überwiegen die Natriumteilchen, innerhalb die Kaliumteilchen. Im Ruhezustand, das heißt, im Zustand der Nicht-Reizung, sind die Membranen für Natrium undurchlässig. Nur Kalium kann frei passieren. Aufgrund unterschiedlicher Konzentrationsverhältnisse entstehen elektrische Potentialsunterschiede – an der Außenseite entsteht eine positive, an der Innenseite der Membran eine negative elektrische Spannung. Wie oben erwähnt, beträgt das Ruhepotential etwa 70 mV. Wird nun eine Nervenzelle durch einen Erregungsreiz angeregt, entsteht das sogenannte Aktionspotential dadurch, daß die Membran schlagartig durchlässig für Natrium wird. Die Natrium-Ionen strömen in dem Bestreben, das Konzentrationsgefälle aus unterschiedlicher Ionenkonzentration auszugleichen, ins Zellinnere. Dadurch kehrt sich die elektrische Spannung um. Diese Umpolung reizt die benachbarte Nervenzelle und macht sie wiederum schlagartig durchlässig für Natrium – der Vorgang wiederholt sich. Auf diese Weise pflanzen sich innerhalb von Tausendstel von Sekunden Nervenreize vom Ort der Entstehung über die gesamten Nervenbahnen zum Gehirn fort und von dort zum Ort der Ausführung einer Reaktion auf die Reizung. Damit das Ruhepotential wiederhergestellt werden kann, wird Natrium durch die Natrium-Kalium-Pumpe zurück an die Außenseite der Zellmembran befördert.

Regulationsmechanismen

Wie schon erwähnt, sorgen komplizierte Regulationsmechanismen im Körper dafür, daß die richtige und lebensnotwendige Mineralienkonzentration im Körper vorherrscht. Das Durstgefühl ist eine äußerlich wahrnehmbare Erscheinungsform dieses Verlangens nach Zufuhr von Mineralstoffen. Auch die Erhöhung der Salzkonzentration im Blut durch Wasserverluste führt zu Durstgefühlen. Schon ein Wasserverlust von 0,5% des Körpergewichts führt zu Durstempfinden. Stark salzhaltige Speisen sorgen durch die Zufuhr von großen Kochsalzmengen ebenfalls für Durst, ebenso isotoner Volumenmangel, der sich beispielsweise nach einer Blutspende einstellt. Der Durstreiz im Gehirn wird durch die Signalsubstanz Angiotensin ausgelöst. Auch nach dem Genuß von Alkohol stellt sich das Verlangen nach Mineralsalzen ein. Daher greift man unbewußt nach Salzstangen, Salzfischen und ähnlichen salzhaltigen Speisen, um den sogenannten Kater zu bekämpfen.

Eine andere Art, wie sich der Hunger nach Mineralien äußert, ist die Gier nach Fleisch. So kamen ernst zu nehmende Studien zu dem Schluß, daß das Verlangen nach Mineralsalzen – neben anderen Gründen wie Rache, Grausamkeitslust, religiöse und Stammes-Rituale oder Überlebensdrang bei Hungersnot – eine Ursache für die Entstehung des Kannibalismus ist. Kannibalismus wird hauptsächlich aus Gebieten berichtet, in denen die Verfügbarkeit von Natrium, Calcium und Phosphor in der üblichen Nahrung nicht gewährleistet ist. Dazu erhöhen die tropischen Temperaturen dieser Gebiete den Salzbedarf durch starke Schweißverluste. In unseren Breiten jedoch muß man nicht zum Menschenfresser werden, um seinen Mineralsalzbedarf zu decken – ein Glas gutes Mineralwasser und ausgewogene Vollwerternährung, auch ohne Fleisch, erfüllen diesen Zweck vollkommen.

Die Regulation des Natriumgleichgewichts im Körper erfolgt über die Niere. Das Aldosteron, ein besonderes Hormon der Nebenniere, sorgt für eine Rückhaltung von Natrium und Chlorid durch die Nieren. Allerdings ist die Fähigkeit der Niere, Natrium im Körper zurückzuhalten, besser ausgeprägt als die Fähigkeit, überschüssiges Kochsalz auszuscheiden. Aufgabe der Nieren ist die Kontrolle der Körperflüssigkeiten. Die Nieren sorgen für eine konstante Zusammensetzung und ein gleichbleibendes Volumen der Flüssigkeit in den Zellzwischenräumen. Ein Überschuß an Wasser oder gelösten Substanzen wird über die Blase ausgeschieden. Ein Mangel an Wasser löst Sparmechanismen aus, um Verluste bei der Ausscheidung von Stoffwechselprodukten zu vermeiden. Alles, was der Körper an wichtigen Substanzen, wie Wasser, Glukose, Aminosäuren, Vitaminen, Mineralstoffen und anderen Stoffen benötigt, wird filtriert und zurückgehalten. Nicht mehr verwertbare Substanzen, wie Harnsäure, werden ausgeschieden. Befindet sich zuviel Natrium im Körper, bedeutet das, daß der Körper kaum Flüssigkeit abgibt, weil Natrium das Wasser bindet. Dadurch werden als erstes die Nieren trockengelegt. Der Flüssigkeitshaushalt ist erhöht, Bluthochdruck kann die Folge sein – ein Phänomen, das heute sehr viele Menschen betrifft, und das wir später in diesem Kapitel näher behandeln werden.

Salzmangel

Obwohl unter normalen Lebens- und Ernährungsbedingungen Salzmangel nicht zu befürchten ist, die heute übliche Zivilisationskost im Gegenteil den Körper sogar mit viel zuviel Kochsalz belastet, kann es in speziellen Fällen allerdings auch zu Salzverlusten kommen. Solche Salzverluste sind mit Wasserverlusten verbunden, das heißt, das Salz wird mit dem Wasser aus dem Körper ausgespült. Dies geschieht entweder durch starkes Schwitzen oder durch Erbrechen, Durchfälle und Blutverluste. Je nach Schwere dieser Zustände können Schwindel, Muskelkrämpfe, Mattigkeit, Übelkeit, in extremen Fällen auch Apathie, Kollapsneigungen und Schockzustände die Folge sein.

Schweißtreibende Sportarten können einen Flüssigkeitsverlust von etwa einem Liter pro Stunde bewirken. Je weniger Wasser dem Körper in diesen Zeiten des Flüssigkeitsverlusts zugeführt wird, desto dickflüssiger wird das Blut und desto mehr müssen sich Herz und Kreislauf anstrengen, um das Blut mit genügendem

Druck durch die Adern zu pressen. Die Anpassungsmechanismen des Kreislaufsystems werden beeinträchtigt.

Ein Schwerarbeiter kann unter Hitzeeinwirkung neben Fettsäuren, organischen Säuren und Stoffwechselschlacken täglich etwa 8 Liter Wasser mit 30 Gramm (!) Salz absondern. Ein fiebernder Kranker mit Schweißausbrüchen kann 2 Liter Wasser mit 6 Gramm Salz verlieren, bei Durchfallerkrankungen sind in 3 Liter Stuhl rund 20 Gramm Kochsalz enthalten. Bei Erbrechen geht ein Großteil der salzhaltigen Verdauungssäfte verloren, von denen der Erwachsene pro Tag etwa 5 Liter mit ca. 20 Gramm Natriumchlorid produziert.

Auch Reisende in tropische Länder müssen sich vor Salzmangel in acht nehmen. Immer mehr Menschen unternehmen Fernreisen in die tropischen Paradiese dieser Welt, ohne auf die Gefahr des Salzverlustes hingewiesen zu werden, der sich durch Schwäche und Schweregefühl bemerkbar macht.

Was tun bei Salzmangel?

Abhilfe im akuten Fall schaffen keinesfalls gesüßte Getränke wie Limonaden, sondern Salztabletten sowie gesalzene Fruchtsäfte, zum Beispiel frisch ausgepreßter Orangen- oder Zitronensaft mit etwas Salz. Im Normalfall genügt allerdings gutes Mineralwasser, um die Salzbalance wiederherzustellen. Wasser ohne Mineralsalze, wie etwa destilliertes Wasser oder sehr mineralarmes Wasser, kann im Körper nicht festgehalten werden und bewirkt das genaue Gegenteil von gesundem Durstlöschen. Wird versucht, den Durst, sprich den Mineralsalzmangel, mit Leitungswasser, mineralarmem Wasser, destilliertem Wasser oder ähnlichem zu bekämpfen, werden noch mehr körpereigene Salze ausgespült. Der Organismus kann dadurch in eine bedrohliche Situation des Mineralverlustes und Zusammenbruchs des Blutkreislaufs gebracht werden. Die Empfehlung, destilliertes Wasser zu trinken, wie sie in manchen Ernährungsratgebern aus den USA ausgesprochen wird, ist gesundheitsgefährdender Unsinn.

Die Industrie bietet sogenannte Elektrolytgetränke an, die den Mineralverlust beim Schwitzen ausgleichen sollen und vor allem bei Sportlern sehr beliebt sind. Damit sie sofort vom Blut aufgenommen werden können, sollten sie ungefähr die gleiche Konzentration an Mineralien enthalten wie das Blut. Hier zum Vergleich die Anteile an Mineralstoffen in einem Liter Blut: Natrium 3219 mg, Chlorid 3669 mg, Kalium 166 mg, Magnesium 22 mg, Calcium 95 mg und Phosphor 109 mg. Nur wenn diese Werte eingehalten werden, heißen diese Getränke zu Recht isotonisch. Viele Hersteller kümmern sich kaum um solche Vorgaben, setzen dafür aber Stoffe ein, die mit gesundem Trinken nichts zu tun haben, zum Beispiel Fabrikzucker, Kochsalz oder sogar Farbstoffe wie Tartrazin, das im Verdacht steht, Krebs zu erzeugen. Manche der teuren Sportlergetränke enthalten über 80% Zucker! Die unerwünschte Beigabe des süßen Giftes macht Sportler schneller schlapp und sorgt zudem für die Zunahme gerade der Fettpolster, die man durch sportliche Betätigung loswerden will. Achten Sie beim Kauf von isotonischen Getränken streng darauf, daß in der trinkfertigen Zubereitung nicht mehr als 3 bis 6% Zucker enthalten sind. Ansonsten sind Sie mit Mineralstofftabletten und Mineralwasser besser versorgt.

Zuviel Salz im Körper

Bei unserer heutigen Ernährung stellt sich in steigendem Maß das Problem des Kochsalzüberschusses. In einem späteren Kapitel werden wir sehen, daß Kochsalz in unseren Nahrungsmitteln allgegenwärtig ist, und zwar zum Teil in enormen Mengen. Vor allem Fertignahrung und Fast-Food sind wahre Salzbomben, die den Organismus unnötig mit Kochsalz belasten.

Da Kochsalz, wie oben erklärt, Wasser bindet, entstehen bei zu viel Salz im Körper überschüssige Wasseransammlungen im Gewebe (Ödeme). Der durch Natrium gebundene Wasserüberschuß kann erhebliche Ausmaße annehmen. Wird zuviel Wasser an Natrium gebunden, steht für die lebensnotwendigen Zellvorgänge zu wenig Wasser zur Verfügung. Es besteht also trotz eines Überschusses an Wasser im Gewebe Wassermangel. Auf der Bindung von Wasser durch Natrium beruht übrigens auch die konservierende Wirkung von Salz. Durch ein Zuviel an Kochsalz in unserer Nahrung – zum Beispiel in konservierter Nahrung – konservieren wir uns praktisch selbst von innen heraus. Die wirksame Behandlung von durch Natrium verursachten Wasserüberschüssen im Organismus besteht nicht in der Einschränkung der Wasserzufuhr, sondern unter anderem in einer streng kochsalzarmen Diät.

Andererseits gibt es tragische Beispiele für Salzüberladung bei gleichzeitiger Wasserverarmung – Schiffbrüchige, die Meerwasser, das ca. 3% Salz enthält, als Trinkwasser benutzten. Dies führt binnen weniger Tage zum Salzkoma und zum Tod.

Die Folgen von Salzüberfluß

Die ständige Überversorgung des Körpers mit Kochsalz hat selbstverständlich auch Langzeitwirkungen. Wie bei allen ernährungsbedingten Krankheiten zeigen sich die Folgen von Salzüberfluß nicht unmittelbar, sondern erst nach mehreren Jahren. Wenn die ersten Symptome auftreten, sind das nur die spürbaren Zeichen einer lange schon andauernden Entwicklung. Nicht selten werden die eigentlichen Ursachen dieser Symptome allerdings nicht erkannt oder verdrängt. Stattdessen wird die Schuld auf altersbedingte Abnutzung, Veranlagung oder bloßes Schicksal geschoben. Bekämpft werden diese Krankheiten dann nicht durch das Ändern der Ernährungsgewohnheiten, von denen sie verursacht wurden, sondern durch die üblichen chemischen und technischen Mittel der Schulmedizin, die über ein breites Repertoire an Möglichkeiten verfügt, um die lästigen Symptome zu unterdrücken und einen Zustand der Scheingesundheit wiederherzustellen, die wahren Ursachen aber unberührt läßt.

Selbstverständlich werden die ernährungsbedingten Zivilisationskrankheiten, die am Anfang dieses Kapitels erwähnt sind, nicht ausschließlich von einzelnen Nahrungsmitteln wie beispielsweise Zucker oder Kochsalz ausgelöst. Gewöhnlich spielen eine Reihe von Faktoren zusammen, um letztendlich die Krankheit zu erzeugen. Deshalb lassen sich ernährungsbedingte Krankheiten auch nicht durch das Weglassen eines einzelnen Nahrungsmittels kurieren, sondern nur durch eine umfassende Verbesserung des Ernährungswissens und eine konsequente Ernährungsumstellung. Und doch haben manche Nahrungsmittel besonderen Einfluß auf die Entstehung bestimmter Krankheiten. Wir wollen im folgenden auf die Leiden eingehen, an deren Entstehung ein Zuviel an Kochsalz großen Anteil hat.

Zuviel Salz macht krank

Daß Kochsalz an der Entstehung mancher Krankheiten maßgeblich mitbeteiligt ist, wurde durch Studien und Untersuchungen hinlänglich bewiesen. Epidemiologische Langzeitstudien zur Häufigkeit von Schlaganfällen und Magenkrebs in mehreren Ländern über mehrere Jahrzehnte hinweg lassen hochsignifikante Beziehungen erkennen. Der gemeinsame verbindende Faktor ist Kochsalz.

Japan, das in seinen nördlichen Regionen mit einer durchschnittlichen Salzaufnahme von etwa 40 Gramm pro Tag den Weltrekord im Salzverbrauch hält, verzeichnet dementsprechend die höchste Hypertonikerrate (Hypertoniker bedeutet Mensch mit Bluthochdruck) der Welt, ebenso die meisten Fälle von Magen- und Darmkrebs. Die Japaner nehmen Kochsalz hauptsächlich durch in der landesüblichen Küche reichlich verwendete, stark salzhaltige Sojasoßen, sowie durch Miso (Sojapaste) und Salzgemüse auf. Die Todesrate nach Gehirnschlag ist in Japan zwischen 3- und 8mal so hoch wie in Europa und den USA. Die höchste Rate tritt im nördlichen Honshu auf, wo auch der Salzverzehr am höchsten ist. Andere Versuche, diese Phänomene zu erklären, wie beispielsweise ein hoher Gehalt von Sulphaten und Karbonaten im Trinkwasser, der hohe, nierenschädigende Cadmiumgehalt in Fischen oder Calciummangel konnten den Zusammenhang mit dem hohen Salzkonsum nicht entkräften.

Auch in anderen Ländern wurden entsprechende Tests durchgeführt. Die Untersuchungen von Dr. Ammon Sonnenberg von der Universität Boston an über 10000 Menschen in 16 Ländern ergaben, daß die Salzausscheidung im Urin von Patienten mit Magen- und Zwölffingerdarmgeschwüren erhöht war. Bei allen Patienten war ein überhöhter Verbrauch von Kochsalz feststellbar. Im nächsten Kapitel über Zellsalze werden wir auf die Entstehung von Magen- und Darmkrebs näher eingehen.

Bei kochsalzreicher Ernährung heilen Wunden schwerer und zeigen größere Neigung zur Eiterung. Viele Hautausschläge und Hautkrankheiten heilen bei kochsalzarmer Nahrung und guter Verdauung schnell ab.

Doch hat Kochsalz durchaus auch anregende und gesundheitsfördernde Wirkungen, auf die wir ebenfalls im nächsten Kapitel eingehen werden.

Volkskrankheit Bluthochdruck

Gegenwärtig leiden 20 bis 30% der Bevölkerung – das sind etwa 15 Millionen Bundesbürger – an erhöhtem Blutdruck (Hypertonie). Viele, die zunächst beschwerdefrei sind, wissen dies nicht einmal. Die Aufnahme von Natrium steht in direktem Zusammenhang mit der Entstehung von Bluthochdruck und somit auch mit den Herz-Kreislauf-Erkrankungen, die als Folgeerscheinungen von Bluthochdruck auftreten können. Mit 51% stehen Herz-Kreislauf-Erkrankungen an der Spitze der Todesursachen in der Bundesrepublik (Krebs hat einen Anteil von ›nur‹ 23,1%).

Zur Gruppe der Herz-Kreislauf-Krankheiten gehören:

Arteriosklerose, volkstümlich auch Arterienverkalkung genannt. Bei der Arteriosklerose kommt es zu Gefäßwandverdikkungen, die zur Thrombose führen können. Zunächst entstehen Verdickungen der Gefäßinnenhaut, Ablagerungen von Stoffwechselprodukten in diesen Gewebebezirken, weitere Verdickungen und Verhärtungen, Verengung und gegebenenfalls Verkalkung. Die Folge davon ist unter anderem die Erhöhung des Blutdrucks und Krankheitsbilder wie Angina pectoris (Verhärtung der Herzkranzgefäße) oder krankhafte Durchblutungsstörungen des Herzens (ischämische Herzkrankheiten). Beim Reißen einer arteriosklerotischen Ader im Gehirn kommt es zum Schlaganfall oder Gehirnschlag. Diese Folgeerscheinung der Arteriosklerose ist für 30% der Todesfälle aus ernährungsbedingten Krankheiten und für einen Kostenanteil von 5,5 Milliarden Mark verantwortlich.

Herzinfarkt ist eine weitere Folgeerscheinung. Hier wird ein Ast einer Herzkranzarterie (Koronararterie) verengt oder verschlossen, wodurch die Blutversorgung ausfällt. Dies führt zu akutem Herzversagen. Die häufigste Ursache von Herzinfarkt ist die Bildung eines Blutgerinnsels (Thrombose) durch arteriosklerotische Gefäßverengungen.

Über die Risikofaktoren der Herz-Kreislaufkrankheiten herrscht international Übereinstimmung:

- Bluthochdruck (Hypertonie)
- erhöhte HDL-Blutfettwerte
- Übergewicht.

Diese drei Faktoren sind zum Hauptteil bedingt durch falsche Ernährung. Als weitere Faktoren kommen hinzu:

- Bewegungsmangel
- Rauchen
- Streß und psychische Belastungen.

Der Hauptrisikofaktor Bluthochdruck ist zum großen Teil auf den übermäßigen Konsum von Kochsalz zurückzuführen. Andere Ursachen für die Verengung der Gefäße sind zum einen die Fabrikzucker, die heute in einer durchschnittlichen Menge von pro Person 125 Gramm täglich, das sind 45 Kilo pro Jahr (!) aufgenommen werden. Zuviel Zucker stört unter anderem den Fettstoffwechsel und ist für das Ansteigen von HDL-Blutfettfraktionen – den zweiten Risikofaktor für Herz-Kreislauf-Krankheiten – verantwortlich. Andererseits trägt der hohe Konsum von gesättigten Fetten und tierischem Eiweiß zur Übersäuerung und Verschlackung des Organismus bei.

Was ist Bluthochdruck?

Der Blutdruck ist der Druck, den das Herz aufwenden muß, um das Blut durch die Adern zu pressen. Gemessen wird der Blutdruck am linken Arm. Wiedergegeben wird der Blutdruck in zwei Zahlenwerten. Der höhere Wert (Systole) entsteht, wenn sich das Herz zum Auspumpen von Blut zusammenballt. Der niedere Wert (Diastole) entsteht, wenn sich der Herzmuskel zum Einströmen von Blut entspannt. Wie der Barometerdruck wird der Blutdruck in ›Millimeter Quecksilbersäule‹ (mm/Hg) gemessen. Als normal gelten Werte unter 140/90 mm/Hg.

Behandlungsbedürftig sind Werte über 160/95 mm/Hg, wenn sie über einen längeren Zeitraum hinweg auftreten. Der Blutdruck ist nicht immer gleich hoch, sondern kann in Abhängigkeit von äußeren Einflüssen und Lebensalter schwanken. Mit zunehmendem Lebensalter steigt der Blutdruck allmählich an.

Ärzte unterscheiden zwischen primärem oder essentiellem Bluthochdruck, für dessen Auftreten kein unmittelbares körperliches Leiden oder ein organischer Defekt verantwortlich ist, und sekundärem Bluthochdruck, dem eine Grundkrankheit, wie beispielsweise ein Nierenleiden, zugrundeliegt.

Salz und Bluthochdruck

Hohe Kochsalzaufnahme führt zum Zurückhalten und zur Bindung von Wasser im Gewebe und im Blut. Das erschwert den Blutumlauf. Je enger und verdickter die Blutgefäße und je dickflüssiger das Blut werden – verursacht von dem durch Natrium gebundenen Wasser, das im Blut mitbewegt werden muß – desto mehr müssen sich Herz und Kreislauf anstrengen, um das Blut mit genügendem Druck durch die Adern zu pressen. Als Folge davon steigt der Blutdruck.

Feinentwickelte Regulationsmechanismen sorgen für eine Überwindung des höheren Strömungswiderstandes, um genügend Blut in alle Bereiche des Körpers zur Versorgung mit Nährstoffen und Sauerstoff zu pumpen. Diese Regulationsmechanismen schalten sich automatisch ein. Deshalb erzeugt Bluthochdruck so gut wie keine Beschwerden und wird in vielen Fällen von den Betroffenen gar nicht bemerkt. Wenn sich das Gefäßsystem aber an irgendeiner Stelle noch weiter verengt und sich schließlich ganz verschließt, kommt es zur plötzlichen, schlagartigen Unterversorgung der betroffenen Bereiche mit der Folge eines häufig tödlich endenden Ausfalls.

Lange Zeit gingen Experten davon aus, daß die blutdrucksteigernde Wirkung allein durch Natrium verursacht wird. Neuere Untersuchungen aber lassen vermuten, daß Natrium vorwiegend in Verbindung mit Chlorid *und* bei verminderter Zufuhr von Kalium in der Lage ist, den Blutdruck zu erhöhen. Dennoch kommt dem Natrium gegenüber Chlorid eine führende Rolle zu, so daß sich die medizinischen Empfehlungen zur Bekämpfung von Bluthochdruck vor allem auf die Einhaltung einer natriumarmen Ernährung beschränken. Aus diesem Grund haben wir bei den Salztabellen in diesem Buch auch den Natriumgehalt von Nahrungsmitteln berücksichtigt.

Der Zusammenhang von Salzkonsum und Bluthochdruck ist durch eine Reihe von Untersuchungen und Studien eindeutig bewiesen. Wie weiter oben beschrieben, kommt Hypertonie in Ländern mit hohem Salzverzehr weit häufiger vor als in Ländern mit niedrigem Salzverzehr. Bei Naturvölkern hingegen, die nur wenig oder nahezu kein Kochsalz aufnehmen, ist Bluthochdruck sehr selten. Ein Beispiel hierfür sind die Samburu-Nomaden im nördlichen Kenia mit einem wegen der kochsalzarmen Ernährung traditionell niedrigen Blutdruck. Nach dem Eintritt in die Armee, in der kochsalzreiche Kost verabreicht wird, kommt es bei den jungen Männern zu einem signifikanten Anstieg des Blutdrucks. Nach sechs Jahren in der Armee ist der Blutdruck noch immer deutlich höher als bei altersmäßig identischen Vergleichsgruppen.

Durch salzlose und salzarme Ernährung läßt sich der Blutdruck bei hypertonen Menschen senken. Im umgekehrten Fall läßt sich im Tierversuch mit anhaltender Salzfütterung eine Hypertonie experimentell erzeugen. In einigen dieser Versuche konnte bewiesen werden, daß Wasser- und Salzüberschuß in den Zellzwischenräumen zum Anstieg des Blutdruckes führt. Nach Normalisierung des Wasser- und Salzhaushaltes verschwindet der Blutdruckanstieg wieder.

Gegenstimmen

Trotz einer Reihe von Untersuchungen, welche zumindest die Mitschuld von Kochsalz an der Entstehung von Bluthochdruck beweisen, gibt es Gegenstimmen, die das Kochsalz entlasten wollen. So wird vor allem vorgebracht, daß nicht alle Hypertoniker auf Kochsalzbeschränkung reagieren, und daß auch in Ländern mit hohem Salzverzehr nur ein Teil der Bevölkerung unter Bluthochdruck leidet. Wäre die Kochsalzzufuhr die alleinige Ursache für Hypertonie, so wären wir alle von dieser Krankheit betroffen, heißt es in Schriften, welche die Wirkung von zuviel Salz verharmlosen.

Natürlich spielen, wie bei allen ernährungsbedingten Krankheiten, mehrere Faktoren bei der Entstehung der Beschwerden eine Rolle, und natürlich gibt es aufgrund der individuellen körperlichen Konstitution und der individuellen Lebens- und Ernährungsumstände Ausnahmen von der Regel der Untersuchungsbefunde. So ist beispielsweise die Kochsalzempfindlichkeit von Mensch zu Mensch verschieden. Jeder dritte Hypertoniker ist kochsalz-sensitiv. Auch das Verhältnis von Natrium zu Kalium scheint für das Auftreten von Bluthochdruck bedeutsam zu sein.

Trotzdem steht außer Frage, daß Kochsalz wesentlich zur Entstehung von Hypertonie beiträgt, und daß eine kochsalzarme Ernährung eine wirksame Vorbeugung gegen diese folgenschwere Volkskrankheit darstellt.

Was tun gegen Bluthochdruck?

Ein von sehr vielen Experten gefordertes nationales Bluthochdruckprogramm könnte in der Bundesrepublik jährlich etwa 30000 Todesfälle verhindern. Der erste Schritt ist die Bewußtmachung dieser Krankheit. Wie schon erwähnt, wissen viele Hypertoniker nicht, daß sie zu hohen Blutdruck haben, da sich dieses Leiden nicht durch Schmerzen oder ähnliche deutliche Symptome bemerkbar macht. Bluthochdruck wird vom Körper kompensiert. Die Betroffenen spüren nichts von den gesundheitsbedrohenden Vorgängen in ihrem Körper. Lassen Sie deshalb regelmäßig den Blutdruck messen, vor allem, wenn andere Risikofaktoren für Herz-Kreislauf-Krankheiten, wie beispielsweise Übergewicht, vorliegen.

Die Schulmedizin behandelt Bluthochdruck zumeist mit Medikamenten. Für die Pharmaindustrie ist die Durchführung der medikamentösen Behandlung ein lukratives Geschäft mit einem Jahresumsatz von etwa 11 Milliarden Mark. Aufklärung über den Zusammenhang von Ernährung und Krankheit wäre für diesen Industriezweig geschäftsschädigend. Viele der rund 10 Millionen Hypertoniker schlucken täglich Betablocker, Calciumantagonisten oder Diuretika (Mittel zur Wasser- und Salzausscheidung). Für die Ärzte, die diese Mittel verschreiben, ist es im gegenwärtigen Gesundheitssystem ebenfalls lohnender, zum Rezeptblock zu greifen, als eine aufwendige Ernährungsberatung durchzuführen, die zudem von vielen Patienten als unbequemer, lästiger Eingriff in eingefahrene Ernährungsgewohnheiten empfunden wird. Gerade weil es für viele Menschen unüberwindlich schwierig zu sein scheint, ihre krankheitsfördernden Lebens- und Ernährungsgewohnheiten umzustellen, greifen sie lieber zu Pillen, als die

Ursachen ihrer Leiden direkt anzugehen. Beim Verzicht auf Salz ist diese gesundheitsgefährdende Starrheit zu größtem Teil mit geschmacklichen Gewohnheiten verbunden. Wer will schon freiwillig auf den (über)salzigen Geschmack der täglichen Speisen verzichten, der seit früher Kindheit die Geschmackserwartungen prägt!

Wie die meisten schulmedizinischen Medikamente heilen auch die Mittel gegen Hypertonie nicht, sondern lindern nur die Symptome. Sie sind keine Risikominderung für die Betroffenen und liefern keine Lösung des Problems. Der erhöhte Blutdruck wird durch die Mittel künstlich auf normal getrimmt. Dabei werden aber verschiedene Körperbereiche, Zellen und Organe unterversorgt, weil der notwendige Druck zur ausreichenden Durchströmung des Kreislaufsystems und zur Versorgung der Zellen und Organe mit Sauerstoff und Nährstoffen nicht vorhanden ist. Zudem haben viele der Medikamente Nebenwirkungen. So erzeugen die anfänglich sehr gelobten Diuretika Zuckerkrankheit, Kaliummangel usw.

Kochsalzarme Ernährung ist für den Hypertoniker und für jeden, der gegen Bluthochdruck vorbeugen möchte, eine völlig nebenwirkungsfreie Methode, die zudem erfolgsversprechend ist. Die blutdrucksenkende Wirkung einer kochsalzarmen Ernährungsweise wurde in den meisten kontrollierten Studien bestätigt. Man kann also davon ausgehen, daß der blutdrucksenkende Effekt in den meisten Fällen auch ohne Medikamente, nur durch Reduzierung des Salzkonsums, erzielt werden kann.

Wieviel Salz soll man essen?

Der Bundesbürger nimmt täglich im Durchschnitt etwa 15 bis 30 Gramm Kochsalz zu sich. Damit ist, wie in fast allen Industrieländern, auch in der Bundesrepublik der Salzkonsum der Bevölkerung unerwünscht hoch.

Die Weltgesundheitsorganisation (WHO) hält einen täglichen Verbrauch von 5 bis 6 Gramm Kochsalz für vertretbar. Die Empfehlung der Deutschen Gesellschaft für Ernährung bewegt sich in einem ähnlichen Rahmen: 2 bis 3 Gramm Natrium täglich – das entspricht etwa 5 bis 7,6 Gramm Kochsalz. Die ›Dietary goals for the United States‹ (Ernährungsziele für die Vereinigten Staaten) streben einen Kochsalzverzehr von 5 Gramm pro Tag und Person an.

Mit diesen empfohlenen Mengen ist der Kochsalzbedarf des Menschen unter normalen Bedingungen weit mehr als nur ausreichend gedeckt. Untersuchungen haben ergeben, daß der gesunde Erwachsene mit 92 bis 128 Milligramm (0,092–0,128 g) Natrium pro Tag – das entspricht etwa 0,23–0,33 g Kochsalz – seine Natrium-Balance im Gleichgewicht halten kann. Dieser Minimalbedarf ist notwendig, um die täglichen Natriumverluste über Haut, Stuhl und Urin bei angenehmer Temperatur und Luftfeuchtigkeit auszugleichen. Auch wenn damit nicht alle Bedürfnisse abgedeckt sind, die durch bestimmte Arbeits-, Lebens- und Umweltbedingungen entstehen können, wird dennoch deutlich, wie wenig Kochsalz der Mensch tatsächlich braucht. Zudem wird klar, wie weit überhöht der durchschnittliche Kochsalzverzehr ist.

Natriumarme Ernährung

Schon zu Beginn dieses Jahrhunderts wurde die natriumarme Kost entwickelt. Sie hat sich als fester Bestandteil der Diättherapie zur Behandlung von Bluthochdruck und krankhafter Wasseransammlung (Ödeme) etabliert. Es gibt drei Abstufungen der natriumarmen Kost:

- Eine Diät mit ca. 2 Gramm Natrium (ca. 5 Gramm Kochsalz) pro Tag wird als natriumbeschränkte Kost bezeichnet.
- Eine Diät mit ca. 1,2 Gramm Natrium (ca. 3 Gramm Kochsalz) pro Tag gilt als natriumarm.
- Eine Diät mit weniger als 0,4 Gramm Natrium (weniger als 1 Gramm Kochsalz) pro Tag trägt die Bezeichnung streng natriumarm.

Selbstverständlich ist die natriumarme Kost nicht in Zeiten geeignet, wenn ein erhöhter Salzbedarf besteht, zum Beispiel bei stark schweißtreibenden Tätigkeiten, bei Sport, bei manchen Krankheiten, in tropischen Klimazonen etc.

Die erste, ›natriumbeschränkte‹ Stufe deckt sich mit den Ernährungsempfehlungen für eine gesunde Ernährung und sollte nicht nur im Krankheitsfall als vorübergehende Diät eingesetzt werden, sondern kann als durchschnittliches ›Salzmaß‹ für den Alltag gelten. Wie man auf diese Idealmenge kommen kann und vor welchen versteckten Salzbomben man sich in acht nehmen muß, wird im Kapitel ›Das Salz in der Suppe‹ mit vielen praktischen Tips erläutert.

SALZE DES LEBENS

Salz in der Gesundheitspflege

Im letzten Kapitel haben wir die Funktion von Kochsalz im menschlichen Organismus und seine Wirkung als Krankmacher behandelt. Salz kann jedoch auch als Medizin wirken und in der Gesundheitspflege eine wichtige Rolle spielen. Selbst im Haushalt vermag Salz wertvolle Dienste zu leisten. Diese positiven Seiten von Kochsalz sollen in diesem Kapitel kurz beleuchtet werden. Dabei werden wir auf weitere Wirkungsbereiche von verschiedenen Salzen im Körper stoßen und am Beispiel der Mineralsalze den Zusammenhang von Ernährung, körperlichen Funktionen und Krankheiten weiter vertiefen.

Die Salze des Lebens

Mineralsalze sind für den Organismus lebensnotwendig. Wie im letzten Kapitel beschrieben, ist zur Aufrechterhaltung des inneren Milieus ein konstantes und ausgewogenes Verhältnis von Mineralstoffen unumgänglich. Die meisten unserer heutigen Nahrungsmittel sind jedoch ausgesprochen mineralstoffarm. Für diese Entwertung unserer Nahrung gibt es verschiedene Gründe. Zum einen sind die Äcker und Felder übermäßig mit Agrarchemikalien, mit Kunstdünger und Gülle befrachtet, was zur Folge hat, daß Spurenelemente verdrängt und die Böden ausgelaugt und übersäuert werden. Einseitiger Ackerbau und Monokulturen fördern ebenfalls die Versauerung. Der saure Regen schwemmt aus diesen Böden, deren natürliches Gleichgewicht und deren Bodenflora gestört ist, viele Mineralstoffe aus oder überführt sie in eine unlösliche Form. In sauren Böden werden zudem die giftigen Schwermetalle löslich, so daß sie von den Pflanzen aufgenommen werden können und in den Nahrungskreislauf gelangen.

Die Lebensmittelverarbeitung verringert den Mineralstoffgehalt weiter – und natürlich auch den Gehalt an Vitaminen, Enzymen und anderen Vitalstoffen – durch Raffinierien, Auswaschen, Ausmahlen und auslaugende Garmethoden. Dies geschieht sowohl in der Nahrungsmittelfabrik durch industrielle Behandlung der Nahrungsmittel, aber auch in der Küche des Verbrauchers durch unsachgemäße Zubereitung.

Der Teufelskreis des Mineralstoffdefizits wird komplett, wenn wir in Betracht ziehen, daß der Mensch gerade in unserer Zeit der steigenden Umweltbelastung und anderer Risikofaktoren wie Streß und chemisierten Nahrungsmitteln einen Mehrbedarf an Mineralstoffen hat, den er durch seine Nahrung aber nicht mehr optimal decken kann. Die Folgen dieses Teufelskreises sind offensichtlich: zahlreiche Zivilisationskrankheiten und vor allem die Schwächung des Immunsystems. Migräne, Kopfschmerzen, Entzündungen, Ischias, Hautausschläge, Neurodermatitis, Morbus Crohn, Gürtelrose und andere Symptome sind auch Reaktionen des Organismus auf die Mangelversorgung mit Mineral- und anderen Vitalstoffen.

Doch selbst wenn diese Versorgung durch Nahrungsergänzungen wie Mineralstoffpräparate sichergestellt wird, besteht in vielen Fällen bereits eine Störung der Fähigkeit, Mineralstoffe aufzunehmen und zu resorbieren. Trotz reichlicher Zufuhr von Mineralstoffen kommt es in diesen Fällen zu einer Unterversorgung mit allen unerwünschten Folgen. Auch bei einem Zuviel an Kochsalz durch falsche Ernährungsgewohnheiten kann es letztendlich zu einem Mangel an diesem wichtigen Mineral kommen.

Die Erklärung dieses Phänomens ist einfach: Kommen Zellen mit starken Salzlösungen in Berührung, das heißt mit Lösungen, die stärker konzentriert sind als die physiologische Kochsalzlösung (die Salzkonzentration, welche der des menschlichen Blutes entspricht), verschließen sich die Zellmembranen als Schutz vor einer zu hohen Salzkonzentration im Inneren. Dennoch entzieht eine die Zelle umgebende stärker konzentrierte Flüssigkeit der Zelle Wasser, denn es ist das Bestreben jeder Flüssigkeit, Konzentrationsunterschiede der gelösten Stoffe auszugleichen. Bei zu hoher Salzkonzentration der Umgebungsflüssigkeit schrumpfen also aufgrund des Wasserentzugs die Zellen. Die davon ausgehenden hohen Spannungsunterschiede (Kohäsionskräfte und Potentialdifferenzen) sind für die Zellorganisation schädlich.

Bei hoher Salzzufuhr mit der Nahrung werden zunächst die Zellschichten der Magen- und Darmwände angegriffen, die bei der Verdauung mit hohen Salzkonzentrationen umgehen müssen. Wenn die Anpassungsmechanismen erschöpft sind, kann Krebs die Folge sein. Das ist der Grund, warum deutliche Parallelen zwischen der durchschnittlichen Menge an verzehrtem Kochsalz und der Rate von Magen- und Darmkrebserkrankungen festzustellen sind, wie im letzten Kapitel näher ausgeführt.

Die Schüßler-Zellsalze

In solchen Fällen müssen zunächst die Zellen für die Aufnahme von Mineralstoffen und Spurenelementen wieder ›intelligent‹ gemacht werden. Aufbauend auf der Erkenntnis der Zellularpathologie von Prof. Rudolf Virchow, nach der »das Wesen der Krankheit die krankhaft veränderte Zelle ist«, begann der Arzt Dr. Wilhelm Schüßler (1821 – 1898) mit der Erforschung einer biochemischen Heilweise, die sich auf die regenerierende Einwirkung auf das Zellgeschehen gründet. Der Mangel an Funktionsmitteln führt zunächst zur Funktionsuntüchtigkeit im Bereich der einzelnen Zelle, dann des Zellverbandes und schließlich ganzer Organe. Um diesem degenerierenden, letztendlich in der Krebserkrankung endenden Prozeß entgegenzuwirken, fand Dr. Schüßler als Ergebnis seiner Forschungen 12 sogenannte Zellsalze, die auf die Funktion von Nerven, Blut, Knochen, Muskeln und Drüsen Einfluß nehmen und in einer homöopathisch potenzierten Form entweder als Tabletten eingenommen oder in Form von Salben äußerlich Anwendung finden. Die Therapie mit den Schüßler-Zellsalzen ist eine völlig natürliche, risikolose Methode, die nicht, wie Medikamente der Schulmedizin, massiv verändernd auf den Organismus einwirkt und dadurch Nebenwirkungen hervorruft, sondern im Sinne der Homöopathie natürliche Prozesse des Körpers anregt und unterstützt. Auch Kochsalz – Natriumchlorid – gehört in potenzierter Form zu den Schüßlerschen Zellsalzen.

Die zwölf Zellsalze nach Dr. Schüßler seien hier mit ihren Wirkungsbereichen kurz erwähnt. Die angegebenen Potenzierungen D6 und D12 bedeuten eine Verdünnung von 1:1 000 000 (D6) und 1:1 1000 000 000 000 (D12) nach den Regeln der Homöopathie, die mittlerweile auch wissenschaftliche Anerkennung finden.

1. Calciumfluoratum (Calciumfluorid, CaF_2): D12. Funktionsmittel für das Stütz- und Bindegewebe. Anwendung bei Bindegewebsschwäche, Krampfadern, Hämorrhoiden, Haltungsschwäche.

2. Calciumphosphoricum (Calciumphosphat, Ca_3P_{208}): D6. Aufbau- und Kräftigungsmittel. Anwendung bei schlecht heilenden Knochenbrüchen, zur Rekonvaleszenz.

3. Ferrum phosphoricum (Eisenphosphat, Fe_3P_{208}): D12. Mittel bei anfänglichen Entzündungen. Anwendung bei Blutarmut, Durchblutungsstörungen, rheumatischen Beschwerden, Konzentrationsmangel.

4. Kalium chloratum (Kaliumchlorid, KCl): D6. Mittel bei fibrinösen Entzündungen, wie Mandel-, Bauchfell-, Brustfell-, Mittelohr-, Bindehaut- und Sehnenscheidentzündungen, Bronchitis.

5. Kalium phosphoricum (Kaliumphosphat, K_2O_4): D6. Mittel bei allgemeinen Erschöpfungszuständen, Nervenschwäche, Herzbeschwerden, Übererregbarkeit, Gedächtnisschwäche.

6. Kalium sulfuricum (Kaliumsulphat, K_2SO_4): D6. Mittel bei eitrigen Entzündungen und chronischen Katarrhen. Anwendung zur Förderung von Ausscheidungs- und Entgiftungsvorgängen.

7. Magnesium phosphoricum (Magnesiumhydrogenphosphat, $Mg\,PO_4$): D6. Mittel zur Stoffwechselstärkung. Anwendung bei Krampfzuständen, Übererregung, Neuralgien, Migräne.

8. Natrium muriaticum (Natriumchlorid, NaCl): D6. Mittel zur Aufrechterhaltung des Säure-Basen-Gleichgewichts, zur Regulierung des Wasserhaushalts, zur Anregung der Blutbildung.

9. Natrium phosphoricum (Natriumhydrogenphosphat, $NaHPO_4$): D6. Mittel zur Anregung der Stoffwechseltätigkeit. Anwendung bei Mitessern, Rheuma, Ischias, Gelbsucht, Nierenentzündung.

10. Natrium sulfuricum (Natriumsulphat, Na_2SO_4): D6. Mittel zur Förderung des Abbaustoffwechsels und der Ausscheidungsvorgänge. Anwendung bei Fettsucht und Leber-Gallenschwäche.

11. Silicea (Kieselsäure, $Si_3H_2O_7$): D6. Mittel zur Stärkung des Bindegewebes und zur allgemeinen Regeneration. Anwendung bei allen eitrigen Vorgängen, Fisteln, bei Wachstumsstörungen von Haut und Haaren, bei schlechter Heilungstendenz der Haut.

12. Calcium sulfuricum (Calciumsulfat, $CaSO_4$): D6. Mittel bei chronischen Eiterungen, besonders im Hals-, Nasen- und Ohrenbereich.

Nach Dr. Schüßlers Tod wurden weitere 12 Mineralsalze gefunden, denen eine medizinische Bedeutung beigemessen wird. Sie werden als Ergänzungsmittel der Schüßlerschen Mittel angesehen, stehen aber in der Therapie nicht im Vordergrund.

Das Säure-Basen-Gleichgewicht

Im Körperhaushalt gibt es Säuren und Basen, die als pH-Wert gemessen werden. Der Säurebereich liegt zwischen pH 1 – 7, der Basenbereich zwischen pH 7 – 14. Im gesunden Organismus befinden sich Säuren und Basen im Ausgleich. Der pH-Wert einer neutralen Lösung beträgt 7,0; der pH-Wert des Blutes beispielsweise beträgt 7,44. Natrium, Kalium und Chlorid, die wichtigsten Elektrolyte der Körperflüssigkeiten in den Zellen und Zellzwischenräumen, sind neben den Hydrogencarbonaten für die Aufrechterhaltung des osmotischen Gleichgewichts und des pH-Wertes verantwortlich. Falsche Ernährung stört dieses sensible Gleichgewicht. Durch die moderne Zivilisationskost und einseitige Ernährung wird der Organismus übersäuert, da in dieser Kost die Säurebildner überwiegen. Da die Ausscheidekapazität des Körpers begrenzt ist, kann Übersäuerung zu einer Reihe von Beschwerden führen, zum Beispiel zu Rheuma, Gicht, diversen Stoffwechselkrankheiten, Harnsäure-, Phosphatsäure- und Oxalsäuresteinablagerungen, Arterienverkalkung, Zellmembranverhärtung, Verdickung der Körpersäfte und so weiter. Auch das Immunsystem, unser Schutzschild gegen alle schädlichen Einflüsse, wird durch Übersäuerung geschwächt.

Die Beurteilung, welches Nahrungsmittel im Körper säure- oder basenbildend wirkt, ist nicht vom Geschmack abhängig. So sind beispielsweise Fleisch, Eier, Zucker und Süßwaren stark säurebildend, während Wurzelgemüse und Obst basisch wirken. Die Wirkung im Körper ist abhängig vom Stoffwechsel. Beispielsweise werden die organischen Säuren, die den ›sauren‹ Geschmack von Obst ausmachen, zu Kohlensäure und Wasser abgebaut und ausgeschieden, während schwache Basen zurückbleiben. Es ist also nicht wichtig, die Kost säurefrei zu halten, sondern den Organismus.

Zwar kann der Körper durch die sogenannte Alkalireserve in gewissem Maß die Wirkung von säurebildenden Stoffen abfangen, mit der drastischen Störung des fein abgestimmten Säure-

Basen-Gleichgewichts durch die modernen Ernährungsgewohnheiten wird er aber immer häufiger nicht mehr fertig. Auch Nahrungsmittelergänzungen und Mischungen wie Basica etc. können keine wesentliche Beeinflussung dieses Gleichgewichts bewirken.

Das meist aus Kochsalz hergestellte Soda, auch Natriumcarbonat oder kohlensaures Natrium genannt, kann bei der Regulierung der Säure-Basen-Balance helfen. Wenn der Morgenurin einen sauren pH-Wert von unter 6,5 aufweist, kann eine dreitägige Kur mit Soda (ein Eßlöffel Soda täglich mit reichlich Flüssigkeit) bei gleichzeitiger Beschränkung der Nahrungszufuhr einen Schub in den basischen Bereich bewirken, damit auskristallisierte Säurereste, die sonst zur Verschlackung und Verhärtung von Zellwänden, Sehnen, Bändern und Gewebe führen, aufgelöst und mit dem Urin ausgeschwemmt werden können.

Neben Soda gibt es noch andere Mineralsalze, die den Organismus in saurer oder alkalischer Richtung beeinflussen können, wie Natriumhydrogencarbonat und Kaliumhydrogencarbonat, die basisch wirken, oder Ammoniumchlorid, Calciumchlorid, Magnesiumchlorid und Bittersalz, die säuernd wirken.

Entschlackungssalze

Salze lassen sich auch zur Entschlackung des Körpers einsetzen oder als Nothelfer, wenn wir zuviel gegessen oder zuviel Alkohol getrunken haben. So läßt sich durch schluckweises Trinken von in Wasser gelöstem Salz eine Magenentleerung durch Erbrechen herbeiführen. Dieses alte Hausmittel hat schon so manchen von den unangenehmen Folgen der Völlerei befreit.

Milde Darmentleerungsmittel sind das *Karlsbader Salz* (Mischung aus Natriumchlorid, Natriumsulfat und Natriumbicarbonat), *Glaubersalz* (Natriumsulfat) oder *Bitter- oder Epsomsalz* (Magnesiumsulfat). In Wasser gelöst, werden diese Salze vom Körper nicht aufgenommen, sondern verbleiben im Darm, wo sie das Wasser festhalten und den Darminhalt flüssig halten. Der dadurch vermehrte Darminhalt steigert den Flüssigkeitsdruck im

Darm und entfaltet auf diese Weise die abführende Wirkung. Diese Salze können entweder in Form von Pulver (2 Eßlöffel in reichlich Wasser) eingenommen werden oder als konzentrierte Lösung in Form von Einläufen angewendet werden.

Obwohl bei diesen Nahrungsmitteln eine Gewöhnung und eine damit einhergehende Wirkungsminderung nicht zu befürchten ist – im Gegensatz zu anderen Abführmitteln –, sollte man diese Salze nur bei einer Darmreinigung oder in Notfällen einsetzen. Denn sie packen das Problem der Verstopfung nicht an der Ursache – nämlich den falschen Ernährungsgewohnheiten. Der Mangel an Faserstoffen (Ballaststoffen) in der heute üblichen, industriell denaturierten Nahrung, ist der wirkliche Grund für das Problem der Verstopfung, das zu einer wahren Volkskrankheit geworden ist. Vollkorn statt Auszugsmehl, Rohkost, frisches Obst und reichlich Gemüse statt Süßwaren, Fast-Food und Fabriknahrung sind die besten Rezepte gegen ›Hartleibigkeit‹. Auch Bewegungsarmut und psychische Belastungen können der Auslöser von Verstopfung sein. Außerdem kann bei langfristiger Anwendung von Abführmitteln der Mineralstoffhaushalt leiden. Wegen des Natriumgehaltes sollten Entschlackungssalze von Personen mit hohem Blutdruck nicht eingenommen werden.

Abführende Salze vermögen zwar bei einer Darmreinigung den Darm von Schlacken und Fäulnisherden zu befreien und auch akute Beschwerden zu lindern, das Problem der Fehlernährung und somit die Ursache der Verstopfung beseitigen sie jedoch nicht. Wer diese Salze oder andere Abführmittel über längere Zeit hinweg einnimmt, betrügt sich im Grunde selbst und kann seinem Körper durch fortwährendes Unterdrücken von Warnsignalen bleibenden Schaden zufügen; denn Verstopfung ist nichts anderes als ein Signal des Körpers, die Ernährung umzustellen.

Im Rahmen einer entschlackenden Fastenkur aber leisten die abführenden Salze wertvolle Dienste, denn zu Beginn jeder Fastenkur oder am Beginn der Umstellung der Ernährung auf gesunde Vollwertkost sollte eine gründliche Darmreinigung durchgeführt werden. Sinnvolle und gesunde Fastenkuren sind übrigens keine extremen Hungerperioden, wie beispielsweise die Nulldiät, sondern modifizierte Fastenarten, die dem zwangsläufigen Abbau von körpereigenem Eiweiß und dem Mangel an Vitaminen und Mineralstoffen gezielt entgegenwirken. Lassen Sie sich vor Beginn einer Fastenkur von einem ernährungswissenschaftlich geschulten Arzt beraten oder ziehen Sie ein gutes Buch über modifiziertes Fasten zu Rate. Die Wahl des nachweislich ernährungskundigen Arztes ist sehr wichtig, denn gewöhnlich sind Ärzte nicht in der Lage, qualifizierte Ernährungsberatung zu leisten, da Ernährungslehre in der medizinischen Ausbildung kein Prüfungsfach ist und von Krankenkassen nicht honoriert wird. Was manchmal als ›Ernährungsberatung‹ angeboten wird, ist kaum mehr als bloße Kalorienrechnerei. Extremkuren sind aus medizinischer und ernährungswissenschaftlicher Sicht nicht zu empfehlen. Sie können mitunter sogar sehr gesundheitsschädlich sein. Eine Darmreinigung vor der Kur ist aber ein wichtiger Bestandteil aller Fastenarten.

Eine Darmreinigung und Darmspülung gewinnt auch angesichts der Tatsache an Bedeutung, daß heute über die Hälfte der Bevölkerung eine gestörte Darmflora und eine Infektion mit dem parasitären Hefepilz Candida aufweist, was unter anderem das Immunsystem nachhaltig belastet. Die Gesundung der Darmflora entlastet den Gesamtorganismus und hat auch eine reinigende Wirkung auf die Haut. Die Darmspülung, die mit den oben genannten Mineralsalzen durchgeführt wird, ist ein wichtiges naturheilkundliches Verfahren zur Ableitung von Schlacken, Fäulnisherden und festsitzenden Darminhalten,

Salze gegen Übersäuerung

Unzureichendes Kauen, Genuß zu heißer oder zu kalter Speisen, Alkohol, Nikotin, scharfe Gewürze oder schwarzer Kaffee auf nüchternen Magen können die Ursachen dafür sein, daß der Magen im wahrsten Sinne des Wortes sauer wird. Magenbeschwerden, Sodbrennen, Übelkeit, Aufstoßen, Reizungen der Magenschleimhaut, bis hin zu Entzündungen und Geschwüren können die Folgen der Magenübersäuerung sein. Verschiedene Natrium- und Kaliumsalze, aber auch Magnesium- und Aluminiumverbindungen mit und ohne Zusatz von Alginsäure werden zur Linderung dieser Beschwerden eingesetzt. Diese sogenannten Antacida gibt es als Pulver, Tabletten, Lutsch- und Kautabletten und in flüssiger Form. Alkaselzer-Salz und Roha-Salz sind nur zwei bekannte Markennamen. Man sollte diese Salze aber nicht auf nüchternen Magen einnehmen, da die Magenschleimhäute auf die schnelle Neutralisierung der Magensäure mit der Produktion eines weiteren Säureschubs reagieren.

Als Mittel für eine längere Anwendung sind all diese Salze allerdings nicht gedacht. Wie alle Substanzen, die unmittelbar in die natürlichen Zyklen des Organismus eingreifen, sollten sie nur als Nothelfer in akuten Fällen fungieren. Eine magenschonende Kost wie Haferflocken, Milch, Kartoffelsaft, Gemüsebrühen etc. unterstützt die Entsäuerung auf ausgewogene Weise.

Heilendes Salz

»Das Mccr wäscht alle Übel ab«, schrieb der griechische Tragiker Euripides. In der Tat gelten Bäder im salzigen Wasser des Meeres und Kuren in der salzigen Luft der Küsten und Inseln als heilend, entschlakkend, anregend und entspannend. Die Geschichte der Heilbäder-Therapie, in der stets auch Kochsalz und andere Salzarten eine Rolle spielten, läßt sich bis zur Antike zurückverfolgen.

In Deutschland wurde das erste Seebad im Jahre 1793 in Doberan an der Ostsee begründet. Mit der Zeit entstanden überall entlang der Strände von Nord- und Ostsee mehr oder weniger mondäne Seebäder und Promenaden, wo gesunde Menschen die ›Sommerfrische‹ genießen konnten und Kranke die Linderung ihrer Leiden erstrebten. Insbesondere Hautkrankheiten, wie Neurodermitis, Ichthyosis und andere werden dank der Wirkung von Salz, Luft und Sonne günstig beeinflußt. Doch angesichts der

Schmutzbrühe, die einmal Nord- und Ostsee hieß, vergeht heutzutage die Lust am Kuren im gesunden ›salzigen‹ Reizklima rasch. Lediglich die salzige Meeresluft läßt sich noch relativ bedenkenlos genießen, wohltuende und gesundheitsfördernde Bäder im Reich des Neptun sind in unserer Zeit der globalen Umweltverschmutzung an vielen Küsten leider unmöglich geworden. Ob Robbensterben in der Nordsee, Ölpest im Atlantik oder Algenplage in der Adria – der Mensch in seiner Unvernunft hat es fertiggebracht, die Wiege des Lebens auf diesem Planeten nachhaltig zu vergiften.

Besondere Bedeutung bei der Behandlung von Hautkrankheiten, speziell der Psoriasis, hat das Tote Meer erlangt, ein großer Salzsee in Israel, wo ganz besondere geographische und klimatische Bedingungen vorliegen. Die Luft an diesem etwa 400 Meter unter dem Meeresspiegel gelegenen Gewässer hat eine um 10% erhöhte Sauerstoffspannung und ist weitgehend rein und allergenfrei. Die tiefe Lage und die über dem Wasser liegende Dunstglocke verringern die UV-B-Strahlung der Sonne, die für den Sonnenbrand verantwortlich ist. Von hauptsächlicher Bedeutung aber ist das Wasser, das ca. 30% gelöste Feststoffe enthält. Neben dem dreifachen Anteil an Kochsalz im Vergleich zum Mittelmeer enthält das Tote Meer außerdem einen hohen Anteil an Magnesium, Kalium, Brom, Kalziumchlorid und eine beträchtliche Menge an Bitumen.

Auch Bäder in Solequellen sowie Trink- und Inhalationskuren mit dem Wasser von salzhaltigen Heilquellen oder salzhaltiger Luft werden zur Gesundheitsfürsorge eingesetzt. Typisch für Salzkurorte, wie beispielsweise Bad Reichenhall, sind die sogenannten Gradierhäuser, in denen Sole über Reisigbüschel herabtropft, dadurch einen Teil des Wassergehalts verliert und mit höherem Salzgehalt wieder abfließt. Viele Solebadeorte erkennt man schon am Namen – Bad Salzach, Salzuflen etc. oder auch Hallein, Friedrichshall und andere, die das Wort hal, die keltische Bezeichnung für Sole oder Salzquelle, in ihrem Namen führen.

Eine Heilquelle trägt dann die Bezeichnung ›Sole‹, wenn sie einen Mindestgehalt von 5,5 g Natrium und 8,5 g Chlorid pro Liter Sole aufweisen kann.

Vor allem die durchblutungsfördernde und entzündungshemmende Wirkung auf die Haut wird von den Kurgästen gerühmt. Eine ähnliche Wirkung wird den sogenannten Salzhemden nachgesagt, die man aber nur kurzfristig anwenden sollte, da es sonst zu übermäßigen Hautreizungen kommen kann. Feuchtwarme Kochsalzumschläge, Wannenbäder in Salzwasser und kochsalzhaltige Salben werden zur Behandlung von Hautkrankheiten angewendet.

Über ›Sole in Flaschen‹, stark salzhaltige Mineralwässer nämlich, die mitunter auch aus Sole-Kurorten stammen, werden wir im Kapitel ›Flüssiges Salz‹ ausführlich berichten.

Wer lieber zuhause für sich ›kuren‹ möchte, greift gerne zu ›Badesalzen‹, die aber nicht nur Natriumchlorid enthalten, sondern, wie die Mineralquellen auch, weitere Mineralstoffe und zudem noch pflanzliche Wirkstoffe wie Fichtennadel, Kamille und andere.

Salz findet sich auch in viskösen Kosmetika wie Shampoos, wo es zur Regulierung der Viskosität (Zähfließfähigkeit) dient. Das Salz wird heute allerdings weitgehend durch verschiedene Tensidmischungen ersetzt. Auch in manchen Zahncremes findet sich Salz als Putzkörper, meist in der Form von Calciumcarbonat.

Salz ist zudem Bestandteil vieler alter Hausmittel. So wird beispielsweise empfohlen, schmerzhaften Insektenstichen mit einem Brei aus Kochsalz und einigen Tropfen Wasser zu Leibe zu rükken, was den Schmerz lindern und die Anschwellung besänftigen soll. Gurgeln mit heißem Salzwasser soll bei Halsweh und Heiserkeit helfen, Haferschleim mit viel Salz gegen Durchfall. Der Kochsalzverband gilt als uraltes Rezept für die Reinigung verschmutzter Wunden, während eine Messerspitze Salz, die man sich langsam auf der Zunge zergehen läßt, den Schluckauf besiegen soll.

Salz im Haushalt

Auch in Küche und Haushalt läßt sich Salz vielseitig verwenden. Nicht nur die berühmte Prise Salz, die Süßspeisen den letzten geschmacklichen Pfiff verleiht, ist ein Geheimnis aus Großmutters Haushalt. Etwas Salz, vor dem Fett in die Pfanne gegeben, verhindert Fettspritzer während des Kochens. Auberginen und Chicoree verlieren ihren etwas bitteren Nachgeschmack, wenn sie vor dem Zubereiten in kaltes Salzwasser gelegt werden. Ein paar Reiskörner im Salzstreuer halten das Salz rieselfähig. Angebrannte Speisereste lassen sich leichter entfernen, wenn Salzwasser im Topf mit aufgekocht wird.

Rotwein- und Tintenflecken lassen sich einfacher bekämpfen, wenn man sie im noch feuchten Zustand dick mit Salz bestreut. Auch anderen Flecken kann man mit Salz und Salzlösungen zu Leibe rücken.

Das sind nur einige von unzähligen ›salzigen‹ Tips für die verschiedensten Situationen, für Flecken und Frühjahrsputz, für Küche und Kosmetik, für die Reinigung von Badewannen und verschmutzte Mantelkragen, für das Trockenlegen feuchter Kellerräume und das Anfachen niedergebrannter Kaminfeuer und vieles, vieles mehr. Ein gutes Haushaltsbuch gibt darüber ausführlich Auskunft.

Auch Hausfrau oder Hausmann, denen das Salzfaß ausgerutscht ist, können ihre versalzenen Speisen noch retten. Rohe Kartoffelstücke, mit dem Gericht noch einmal aufgekocht, saugen überschüssiges Salz auf. In vielen Fällen, wenn beispielsweise Fertignahrung oder manche Kantinen- und Restaurantkost auf dem Tisch steht, wünscht man sich, daß der Koch diese Regel berücksichtigt hätte, denn ein Großteil solcher Nahrung ist schlichtweg versalzen.

Am besten jedoch ist, von vornherein sparsam mit Kochsalz umzugehen, denn bei all seinen nützlichen Einsatzmöglichkeiten sollte man die gesundheitlichen Konsequenzen von zuviel Salz nicht außer acht lassen. Die Salze des Lebens können bei fortwährender Überdosierung zu Salzen des Todes werden. Die Devise ›Weniger Kochsalz ist immer richtig‹ gilt als allgemeingültiger Grundsatz für den Umgang mit Salz in unserer Ernährung.

DAS SALZ IN DER SUPPE

Gesünder leben mit weniger Salz

Daß ein Zuviel des lebensnotwendigen Minerals Natriumchlorid zu gesundheitlichen Schädigungen führen kann, haben wir in den vergangenen Kapiteln erläutert. Zugleich haben wir festgestellt, daß unser durchschnittlicher Salzkonsum von 15 bis 30 Gramm täglich etwa fünf bis sechsmal die benötigte Menge übersteigt. Das Reduzieren von Salz in der täglichen Ernährung ist also ein wesentlicher Schritt auf dem Weg zu besserer Gesundheit und mehr Lebensqualität. Ein Leben ohne Salz ist nicht mehr vorstellbar. Es ist auch nicht notwendig, ganz auf die weißen Kristalle zu verzichten, die unseren Mahlzeiten erst die richtige Würze zu geben scheinen. Doch ist es notwendig, geschmackliche Prägungen zu korrigieren und Zunge und Gaumen allmählich vom salzigen Einheitsgeschmack der gängigen Zivilisationskost zu entwöhnen.

Unser bewußter und vernünftiger Umgang mit Kochsalz wird eine Reihe positiver Effekte hervorbringen – nicht nur unser Organismus wird es uns danken, daß wir einen wichtigen Risikofaktor für verschiedene Krankheiten ausgeschaltet haben. Unser Geschmackssinn wird feiner und sensibler und unsere Kochkünste werden sich verfeinern, da milder gesalzene Nahrungsmittel Aroma und Geschmack viel intensiver entfalten. Der Verzicht auf den salzigen Einheitsgeschmack, der leider in vielen Küchen,

Kantinen, Restaurants und Fertigprodukten der Nahrungsmittelindustrie an der Tagesordnung ist, wird uns eine völlig neue Welt des Schmeckens erschließen.

Lust auf Salz ist Gewohnheit

Eine Reihe unserer geschmacklichen Vorlieben ist auf anerzogene Prägungen und Gewohnheiten zurückzuführen. Beim Geschmacks-Gegenpol von Salz, bei Fabrikzucker, ist diese Gewöhnung wohl am extremsten ausgeprägt und kann sogar Formen der Sucht annehmen. Die Prägung auf ›Geschmack süß‹ beginnt bereits in der frühen Kindheit durch die künstliche Übersüße von Kindertees, Baby-Fertignahrung und Süßwaren aller Art. Die Vorliebe für Süß wird den Kindern bewußt einprogrammiert. In den USA gab es sogar Forschungsprojekte der Industrie, die herausfinden sollten, auf welche Weise Babynahrung gesüßt sein muß, damit ein Kind zu einer bestimmten Süßwarenmarke heranwächst. Auf diese Weise zieht die Süßwarenindustrie Generationen zukünftiger Kunden heran, die dem übersüßen Geschmack ein Leben lang treu bleiben.

Die Vorliebe für zuviel Salz wird auf ähnliche Weise geprägt. Der deutsche Kinderkliniker Prof. Dr. Schreier hat darauf hingewiesen, daß junge Säuglinge keinen angeborenen Salzhunger haben und zwischen gesalzenen und ungesalzenen Speisen nicht unterscheiden. Die Vorliebe für Salz wird ihnen erst anerzogen. Schon die Umstellung des Kleinkindes von Muttermilch auf Kuhmilch ist ein erster Schritt zu mehr Natrium, denn Kuhmilch enthält bereits die zwei- bis dreifache Natriummenge. In vorgefertigter Babykost ist teilweise schon mehr als die zehnfache Natriummenge von Muttermilch enthalten. Der Grund, warum Baby-Fertignahrung gesalzen (oder gezuckert) wird, besteht darin, daß die Hersteller dem Geschmacksempfinden der Mütter entsprechen wollen, die die Babynahrung vorkosten und sie gemäß ihren eigenen Geschmacksvorstellungen als ›wohlschmeckend‹ und somit geeignet für das Baby beurteilen.

Schon in frühen Jahren wird durch solche Kost der normale Natriumbedarf bei weitem überschritten und durch eine entsprechende geschmackliche Prägung ein ständiges Verlangen nach Salz ausgelöst. Von Kindheit an essen wir Nahrungsmittel, die stark gesalzen sind und verlieren dabei den Sinn, den natürlichen Eigengeschmack von Speisen als reizvoll zu erleben. Gemäß einer in den USA durchgeführten Studie werden 61% der zwischen 3 und 14 Monate alten Babys gewohnheitsmäßig mit einer Kost gefüttert, die nicht eigens zubereitet ist, sondern vom stark salzhaltigen Familienessen abgezweigt wird. Kein Wunder also, wenn Kinder und Jugendliche das ebenfalls übermäßig salzhaltige Fast-Food, wie Hamburger, Pommes Frites, Pizza und ähnliches, zu ihrer Lieblingsnahrung erklären und sich schon in jungen Jahren die Anlagen für spätere ernährungsbedingte Krankheiten anessen. Die Nahrungsmittelindustrie fördert diese Entwicklung durch hohe Salzzugaben und verteidigt dies mit dem Argument des ›vom Verbraucher so gewünschten Geschmacks‹ – der Teufelskreis schließt sich.

Auch viele Gastwirte profitieren von der salzigen Vorliebe ihrer Gäste. Durch Salzgebäck auf den Tischen und Übersalzen der servierten Speisen steigern sie den Durst ihrer Kunden und somit den Getränkeumsatz, der den hauptsächlichen Profit eines gastronomischen Unternehmens ausmacht.

Durch die einseitige Prägung auf den salzigen Einheitsgeschmack betrügen wir uns nicht nur um die faszinierende Welt des Schmeckens, die vom Eigengeschmack der Speisen und von zahlreichen Gewürzen und Küchenkräutern lebt. Unsere salzigen Gewohnheiten stehen auch einem vernünftigen und gesunden Ernährungsverhalten im Wege bzw. fördern das Risiko von ernährungsbedingten Krankheiten. Für viele Menschen wiegen die eingefahrenen Gewohnheiten stärker als die eigene Gesundheit – selbst im akuten Fall von Bluthochdruck nehmen sie lieber die Nebenwirkungen von Medikamenten in Kauf, als den täglichen Salzkonsum zu reduzieren.

Wieviel Salz esse ich?

Bewußtheit über den eigenen Salzverbrauch ist der erste Schritt beim vernünftigen Umgang mit Kochsalz. Statistiken mit Durchschnittswerten helfen da wenig. Es kommt allein auf den individuellen Salzverbrauch an, von dem die meisten Menschen nicht die geringste Ahnung haben. Wohl kaum jemand wird von sich sagen, er esse zuviel Salz – entsprechen die Speisen, die er verzehrt, doch genau seinem Geschmacksempfinden. Die Prägung auf ›salzig‹ und die Gewöhnung an den salzigen Geschmack machen eine kritische Selbsteinschätzung in vielen Fällen unmöglich. Manche ernährungsbewußtere Zeitgenossen wiegen sich in Sicherheit, weil sie sich das automatische Nachsalzen am Eßtisch abgewöhnt haben oder auf offensichtlich stark salzhaltige Nahrungsmittel verzichten. Dabei spielt der Salzstreuer auf dem Eßtisch bei der persönlichen Salzbilanz nur eine untergeordnete Rolle. Der Hauptteil des Salzes, das wir aufnehmen, stammt, wie wir später sehen werden, aus versteckten Quellen. Bewußtheit über *alle* Nahrungsmittel, die wir täglich essen, ist also erforderlich, um dem individuellen Salzproblem mit Erfolg zu Leibe zu rücken.

Eine gute Methode, Überblick über unsere Ernährungsgewohnheiten zu gewinnen, ist das Führen einer Liste, in die wir eine oder zwei Wochen lang genau eintragen, was und wieviel wir jeden Tag zu uns nehmen. Das mag etwas bürokratisch und umständlich erscheinen, doch ist diese Methode ein hilfreiches und sicheres Instrument bei der Bekämpfung eingefahrener Gewohnheiten und Unsitten. Wir werden bei der Auswertung der Liste staunen, was wir im Lauf des Tages alles gedankenlos und unbewußt in uns hineinessen. Mit Hilfe einer solchen Liste lassen sich natürlich auch andere Ernährungsgewohnheiten, die wir gerne ändern würden, in den Griff bekommen, zum Beispiel unser überhöhter Konsum von Zucker, Fett, Fleisch oder Alkohol. Die Ernährungsliste ist zudem ein wirksamer Augenöffner im Kampf um die schlanke Linie. Es bereitet nicht viel mehr Arbeit, mit

Hilfe einer guten Kalorientabelle festzustellen, wieviele Kalorien wir täglich verzehren.

Die Ernährungsliste verschafft uns Bewußtheit über unsere tägliche Ernährung und wird zur Ausgangsbasis für eine positive Veränderung. Auch wenn wir die Liste in der Absicht beginnen, unseren Salzkonsum zu kontrollieren, läßt es sich nicht vermeiden, daß wir dabei auch anderen negativen Ernährungsgewohnheiten auf die Schliche kommen. Wir werden später im einzelnen darauf eingehen, daß ein Zuviel an Salz nicht das einzige Übel in unserer täglichen Ernährung und in der heute üblichen Zivilisationskost darstellt, und daß demgemäß das Reduzieren von Salz nur einer von vielen Schritten zu einer gesunden und vernünftigen Ernährung ist. Wenn wir uns die Mühe machen, eine Liste zu führen, um Bewußtheit über unsere zu salzige Ernährung zu gewinnen, sollten wir dies als Instrument für eine generelle Umstellung unserer Kost nutzen.

Die Ernährungsliste

Je exakter Sie die Liste führen, desto exakter werden die Ergebnisse sein, die Sie daraus ableiten können. Will man ganz genau sein, beispielsweise aus akuten gesundheitlichen Gründen – etwa im Fall von Bluthochdruck –, empfiehlt sich die Benutzung einer Küchen- oder Diätwaage, um die Menge der verzehrten Portionen zu ermitteln. Im Normalfall aber kommt es auf ein Gramm mehr oder weniger nicht an. Die Größe der Portionen kann als Schätzwert in die Liste eingetragen werden, wenn das genaue Gewicht nicht bekannt ist. Bei Fertignahrung läßt sich die Menge von der Packung ablesen.

Es gibt zwei Möglichkeiten, die Liste zu führen. Sie können entweder nach jeder Mahlzeit und Zwischenmahlzeit ihre Eintragungen machen oder Sie können abends überdenken, was Sie im Lauf des Tages gegessen und getrunken haben. Dabei besteht allerdings die Gefahr, daß Dinge, die Sie gedankenlos nebenher als Snack oder Knabberei zu sich genommen haben, vergessen werden. Doch gerade diese ›unbewußten‹ Zwischenmahlzeiten – die Salzbrezel zum zweiten Frühstück, die Extraportion Pommes zum Mittagessen, die Salzstangen oder Kartoffelchips zum Fernsehen am Abend – machen einen großen Teil unseres täglichen Salzkonsums aus. Auch die genauen Mengen der verzehrten Nahrungsmittel lassen sich rückblickend kaum mehr verläßlich ermitteln. Erstere Methode erfordert zwar etwas mehr Disziplin, erbringt aber viel genauere Resultate.

Seien Sie absolut ehrlich. Wenn Sie vorhaben, sich selbst zu betrügen, können Sie sich die Mühe einer Ernährungsliste sparen. Versuchen Sie auch nicht, während der Zeit der Selbstbeobachtung auf Nahrungsmittel zu verzichten, die Sie normalerweise essen. Auch das ist eine Form von Selbstbetrug. Sie wollen schließlich mit der Liste nicht beweisen, daß Sie sich disziplinieren können – dazu haben Sie später Gelegenheit –, sondern eine möglichst genaue und korrekte Bestandsaufnahme Ihres Salzkonsums erreichen.

Vergessen Sie nicht das Salz, das Sie beim Kochen verwenden, und beziehen Sie auch das Salz mit in Ihre Rechnung ein, das Sie am Eßtisch benutzen. Ein Trick hierzu: Füllen Sie eine bestimmte, vorher abgewogene Menge Salz in Ihren Salzstreuer am Tisch und in Ihr Salzgefäß, aus dem Sie beim Kochen schöpfen, wenn Sie die Ernährungsliste beginnen, und wiegen Sie die verbliebene Menge am Ende der Aktion aus. Die Differenz zwischen den beiden Werten können Sie auf Ihrem persönlichen Salzkonto als Haben verbuchen.

Je länger der Zeitraum ist, in dem Sie die Liste führen, desto besser werden die durchschnittlichen Ergebnisse sein, die Sie erhalten. Führen Sie die Liste mindestens eine Woche lang, wobei ein Wochenende eingeschlossen sein sollte, um die dann oft veränderten Eßgewohnheiten mit zu erfassen. Wer es ganz genau wissen möchte, kann die Liste einen Monat lang führen und dabei auch Besonderheiten wie Parties, Einladungen und ähnliches mit berücksichtigen.

Eine Liste mit System

Sie können sich die Arbeit mit der Ernährungsliste wesentlich erleichtern, indem Sie sich ein übersichtliches Formular für jeden Tag vorbereiten, das Sie dann fotokopieren. Teilen Sie das Formular in verschiedene Spalten für Frühstück, zweites Frühstück, Mittagessen, Zwischenmahlzeiten, Abendbrot und Knabbereien ein.

Ein solches Tages-Formular könnte (ausgefüllt) wie folgt aussehen:

Ernährungsliste

für Tag

Nahrungsmittel	Menge	Salzgehalt
Frühstück		
2 Brötchen	80 g	1,0 g
Roher Schinken	60 g	4,0 g
1 Becher Yoghurt	150 g	0,1 g
______	______	______
______	______	______
______	______	______
Zwischenmahlzeit		
2 Scheiben Vollkornbrot	100 g	1,0 g
Edelpilzkäse	90 g	3,3 g
______	______	______
______	______	______

Mittagessen		
Tomatencremesuppe (Konserve)	200 ml	2,3 g
Brathähnchen	200 g	2,2 g
Salat	150 g	Spuren
Salatdressing	10 g	1,1 g
______	______	______
______	______	______
Abendbrot		
Matjesfilet	100 g	6,3 g
Oliven	30 g	1,0 g
2 Scheiben Graubrot	100 g	1,0 g
______	______	______
______	______	______
Snacks und Sonstiges		
Salzstangen	150 g	2,4 g
______	______	______
______	______	______
Salzkonsum gesamt		**25,7 g**

Bemerkungen und Beobachtungen:

______

______

Bereiten Sie ein solches Formular vor und fotokopieren Sie es. Benutzen Sie für jeden Tag eine neue Kopie, die Sie mit dem Datum versehen und in die Sie unter der jeweiligen Rubrik die verzehrten Speisen eintragen. So erhalten Sie den besten Überblick über Ihre Ernährungsgewohnheiten. Wenn Sie auf die Linie achten möchten, fügen Sie noch eine weitere Rubrik für Kalorien hinzu. Ähnliche Formulare können Sie selbstverständlich auch für andere problemreiche Nahrungsmittel wie Zucker, Fleisch, Fett und ähnliches anlegen.

Den Salzgehalt der verzehrten Nahrungsmittel können Sie anhand der Tabellen in diesem Buch berechnen. Natürlich erhalten Sie am Ende keinen auf das Gramm genauen Wert, da kleine Mengen Natriumchlorid auch in ›salzlosen‹ Nahrungsmitteln vorkommen und auch die Tabellen nur ungefähre Angaben enthalten. Zudem ist es bei Kantinen- und Restaurantkost und auch bei vielen Fertiggerichten so gut wie unmöglich, den genauen Salzgehalt zu ermitteln. Doch die Tabelle vermittelt Ihnen eine brauchbare Übersicht über viele verschiedene Nahrungsmittel.

Verstecktes Salz

1987 wurden in der Bundesrepublik Deutschland fast 350000 Tonnen Speisesalz verbraucht, etwa 70% davon von der Nahrungsmittelindustrie. Es ist also nicht verwunderlich, daß der Hauptteil des verzehrten Kochsalzes aus versteckten Quellen stammt, aus den zahllosen Fertigprodukten, die zum modernen Küchenalltag gehören. Fast 40% der täglich verzehrten Kochsalzmenge stammt aus Brot und Backwaren, 30% aus Fleisch und Fleischwaren, 7% aus Käse und Quark, 5% aus Gemüseprodukten, 4% aus Fisch und Fischwaren und 8% aus Getränken und sonstigen Gerichten.

Man kann davon ausgehen, daß in allen Nahrungsmitteln Natriumchlorid enthalten ist, zumindest in Spuren. Wichtig für unsere Nahrungslisten sind aber nur die Produkte, denen Salz in größeren Mengen zugesetzt wurde. Die Tabellen in diesem Buch informieren darüber. Bei abgepackten Nahrungsmitteln gibt uns zudem die Zutatenliste Aufschluß, die auf jeder Verpackung aufgedruckt sein muß. Es lohnt sich, dieser Zutatenliste, die der deutsche Verbraucher einer EG-Verordnung verdankt, ein wenig Aufmerksamkeit zu widmen.

Die Zutatenliste

Die Nahrungsmittelindustrie hat sich lange dagegen gesträubt, den genauen Inhalt ihrer angebotenen Waren dem Verbraucher offenzulegen. Bevor im Jahre 1981 die EG-Richtlinie in deutsches Recht umgesetzt werden mußte, konnte der Verbraucher nur raten, was genau in den Tüten und Packungen enthalten war, die er im Lebensmittelgeschäft kaufte. Obwohl die Kennzeichnungsverordnung nach wie vor große Lücken hat, kann die gesetzlich vorgeschriebene Zutatenliste doch ein wichtiger Anhaltspunkt sein, wenn es darum geht, unerwünschte Zutaten, zum Beispiel Salz, Zucker oder bestimmte Lebensmittelzusatzstoffe, wie Farbstoffe, Konservierungsstoffe und andere, aufzuspüren. Dazu ist nötig, diese Zutatenliste richtig interpretieren zu lernen.

Alle Zutaten in einem Nahrungsmittel müssen in der Reihenfolge ihrer Mengenanteile aufgeführt werden, das heißt, an erster Stelle steht die Zutat, von der am meisten enthalten ist, an letzter Stelle die, von der am wenigsten verwendet wurde. Allerdings, und das ist eine wesentliche Schwäche der Kennzeichnungsverordnung, müssen keine genauen Mengenangaben in Gramm, Prozent oder Liter gemacht werden. Wieviel von der unerwünschten Zutat nun exakt in dem gekauften Nahrungsmittel enthalten ist, bleibt dem Verbraucher nach wie vor unklar. Eine Menge gesetzlich geregelter Ausnahmen läßt der Nahrungsmittelindustrie weitere Schlupflöcher offen. So muß beispielsweise lose angebotene Ware keine Zutatenliste aufweisen, weil man die Bestandteile angeblich beim Ladenpersonal erfragen kann.

Wenn Sie einmal den Versuch wagen, in einem Laden nachzufragen, was genau in welchen Mengen in der Wurst aus dem Sonderangebot enthalten ist, werden Sie erleben, wie realistisch diese Ausnahmeregelung ist. Auch Weintrinkern bleibt verborgen, welche Chemikalien sich im ›edlen‹ Tropfen verbergen, den man im Sonderangebot günstig einkaufen kann. Kommt Fertignahrung in Kantinen oder Restaurants auf den Tisch, erfährt der Kunde ebenfalls nichts über die genaue Zusammensetzung dessen, was vor ihm auf dem Teller liegt. Menschen, die aus gesundheitlichen Gründen wissen müssen, was genau sie essen, haben es bei all diesen industriefreundlichen Regelungen nicht leicht.

Auch mit unserer Ernährungsliste, die uns Aufschluß über unseren Salzkonsum geben soll, stoßen wir bei abgepackter Nahrung und bei Essen in Gaststätten und Kantinen auf Probleme. Das versteckte Salz läßt sich nicht genau ermitteln. Sind wir in Gaststätten und Kantinen allein auf unseren Geschmackssinn angewiesen, so können wir bei der Lektüre der Zutatenlisten auf abgepackter Nahrung den Salzgehalt zumindest in etwa abschätzen. Je weiter hinten der Begriff ›Salz‹ auf der Zutatenliste zu finden ist, desto weniger Salz ist in dem Nahrungsmittel enthalten. Steht er hingegen vornean, so halten wir eine Salzbombe in Händen. Trotzdem läßt die Zutatenliste nur grobe Vermutungen zu, denn auch wenn Salz am Ende der Liste steht, können noch mehrere Gramm des weißen Geschmackgebers enthalten sein – oder auch nur die berühmte Prise, die gesundheitlich unbedenklich den Geschmack abrundet und in Milligramm-Mengen gewogen wird.

Wer gerne Fertignahrung kauft, weil sie angeblich den Küchenalltag bunter macht und zudem als bequemer und zeitsparender angepriesen wird, sollte genau die Zutatenlisten studieren, um sich vor zahlreichen unerwünschten Zusatzstoffen zu schützen. Am besten jedoch ist es, auf Fertignahrung weitgehend zu verzichten, denn nur bei selbstgekochtem Essen aus frischen Zutaten weiß man wirklich, welche Zutaten in welcher Menge und in welcher Qualität man zu sich nimmt. Aus diesem Grund hat Fertignahrung in der gesunden Vollwertküche so gut wie keine Bedeutung. Wer auf Fertignahrung verzichtet, hat einen wesentlichen

Schritt zur Reduzierung des versteckten Salzes und zu einer allgemeinen Verbesserung der Qualität seiner Nahrung getan.

Vergessen Sie bei Ihrer Liste die Getränke nicht. Wer glaubt, seiner Gesundheit und Fitneß mit Tomaten- und Gemüsesäften aus der Flasche etwas Gutes zu tun, sollte die Zutatenlisten dieser Getränke studieren. Salz gehört in den meisten Fällen mit dazu.

Wie wir im Kapitel ›Flüssiges Salz‹ sehen werden, ist auch die Mineralwassersorte, die wir trinken, nicht unerheblich für unseren Salzhaushalt.

Eine Kücheninventur

Sie können das Führen Ihrer persönlichen Ernährungsliste zum Anlaß nehmen, Ihre Nahrungsvorräte in Haus und Vorratskeller einer kritischen Prüfung zu unterziehen. Lesen Sie die Zutatenlisten und teilen Sie die Nahrungsmittel, die Sie in Kühlschrank und Speisekammer finden, in stark salzhaltige und ungesalzene oder schwach salzige Nahrungsmittel ein. Ihre Vorräte vermitteln ein anschauliches Bild Ihrer Einkaufsgewohnheiten. Ein guter Trick ist, die stark salzhaltigen Nahrungsmittel auffällig zu markieren, mit einem roten Aufkleber auf der Packung etwa, damit sofort die innere Alarmglocke läutet, wenn Sie nach einem solchen Nahrungsmittel greifen. Hören Sie auch beim Einkaufen auf diese innere Alarmglocke, damit Nahrungsmittel, auf die Sie lieber verzichten sollten, gar nicht erst in den Einkaufskorb und die häusliche Vorratskammer gelangen.

Vergessen Sie bei dieser Inventur nicht die ›Geheimkabinette der schlechten Gewohnheit‹, die Regale, in denen Kartoffelchips und Nußflips auf den gemütlichen Fernsehabend warten. Gerade diese gedankenlos ›nebenbei‹ verzehrten Snacks und Knabbereien tragen wesentlich zum unbewußten Salzkonsum bei. Viele dieser völlig unnötigen ›Nahrungsmittel‹ sind wahre Salzbomben und zudem gewichtige Kalorienträger mit einem hohen Gehalt an Fabrikfetten. Auch viele unerwünschte Zusatzstoffe werden in den meisten Fällen mitgeknabbert.

Wer das Knabbern nicht lassen kann, sollte auf Salzloses zurückgreifen – auf ungesalzene Nüsse beispielsweise, auf salzlose Reiswaffeln und ähnliches, das den ›Knabbertrieb‹ befriedigt, das Salzkonto aber nicht belastet. Süße Naschereien hingegen sind keine Alternative. Die süßen weißen Kristalle in der unüberschaubaren Palette von Süßwaren sind noch gesundheitsschädlicher als die salzigen.

Ersatz für Salz?

Daß es für die geschmackliche Wirkung von Kochsalz keinen Ersatz gibt, haben wir bereits angesprochen. Trotzdem sind Salz-Ersatzstoffe im Handel, die teilweise als gesünder angepriesen werden. Wir wollen im folgenden kurz darauf eingehen.

Diätsalze sind Kochsalz-Ersatzmittel, die bei einer natriumarmen Diät verwendet werden. Bei diesen Salzen wird Natrium durch Kalium, Magnesium oder Calcium ersetzt. Die meisten Salzersatzstoffe basieren auf Kaliumchlorid, das einen bitteren, teilweise auch metallischen Nebengeschmack hat. Der Geschmack einiger Salzersatzstoffe wird sogar mit dem ›Geschmack von Spülwasser‹ verglichen. In manchen Fällen wird Kaliumchlorid mit Natriumchlorid vermischt, um diesen geschmacklichen Nachteil auszugleichen. Das in Österreich unter der Bezeichnung ›Halbsalz‹ im Handel befindliche Würzmittel ist eine solche Mischung aus Kochsalz mit Kalium und anderen Stoffen.

Doch abgesehen von den geschmacklichen Nachteilen können Diätsalze auch aus gesundheitlichen Gründen nicht bedenkenlos als Ersatzstoffe für Kochsalz empfohlen werden. Es wäre ein Fehler zu glauben, man könne den schädlichen Wirkungen von Kochsalz durch ein Umsteigen auf Diätsalze entgehen. Die übliche Fertignahrung und die Speisen in Kantinen und Restaurants enthalten soviel Kochsalz, daß das Diätsalz zu Hause im Salzstreuer kaum ins Gewicht fällt und bestenfalls eine ablenkende Alibifunktion hat.

Es gibt ungefähr fünfzig verschiedene Salzersatzstoffe, die alle unterschiedliche Wirkungen im Körper hervorrufen können. Deshalb sollte man am besten auf Salzersatzstoffe ganz verzichten.

Jodsalz und Kräutersalze sind keine Salzersatzstoffe im eigentlich Sinn. Beim Jodsalz wurde dem Kochsalz lediglich Jodid zugesetzt, und zwar zwischen 15 und 25 mg pro Kilo zur Vorbeugung gegen die Entstehung des Kropfes (Struma), der durch Jodmangel in der Nahrung und im Wasser hervorgerufen wird. Vor allem in manchen Gebirgsgegenden herrscht Jodmangel; sicher ein Grund dafür, warum Jodsalz in Österreich als Vollsalz verkauft wird und in der Schweiz fast ausschließlich jodiertes Speisesalz erhältlich ist. Doch auch jodiertes Speisesalz ist Kochsalz mit all den beschriebenen Wirkungen auf Geschmacksnerven und Gesundheit. Die gesundheitliche Bedenklichkeit von Jodsalz haben wir im ersten Kapitel dieses Buches (Seite 27) angesprochen.

Kräuter- und Gewürzsalze bestehen zu mindestens 40% aus Kochsalz und aus diversen Gewürzen, Kräutern oder Gewürzzubereitungen. Wenn man streng darauf achtet, von diesen Kräutersalzen nur die gleiche Menge zu verwenden, wie man es beim reinen Kochsalz gewohnt war, sind sie durchaus ein brauchbares Mittel, den Kochsalzkonsum zu reduzieren. Da in diesem Fall aber der gewohnte salzige Geschmack ausbleibt, besteht leicht die Gefahr, daß man entsprechend mehr von ihnen benutzt. Manche Leute benutzen die Gewürz- und Kräutersalze sogar als Gewürze, die *zusätzlich* zur gewohnten Kochsalzration ins Essen gestreut werden. Die handelsüblichen Namen wie ›Selleriesalz‹, ›Brathähnchensalz‹, ›Knoblauchsalz‹ und andere können freilich zu diesem ›Würz-Fehlverhalten‹ verleiten.

Ist Meersalz gesünder?

Nicht nur in Reformhäusern und Naturkostläden wird Salz aus dem Meer als gesunde Alternative zum gewöhnlichen Kochsalz angepriesen, das meist aus unterirdischen Salzvorkommen gewonnen wird. Als Grund werden die Mineralstoffe angegeben, die neben

Natriumchlorid im Meersalz enthalten sind. Tatsächlich enthält Meersalz geringe Mengen an Jod, Brom, Lithium, Strontium, Magnesium, Calcium und eine Reihe anderer Spurenelemente, jedoch in solch kleinen Dosen, daß sie für die tägliche Ernährung so gut wie keine Bedeutung haben. Ein Zuviel an Meersalz aber zieht die gleichen gesundheitlichen Konsequenzen nach sich wie ein Zuviel an normalem Salinensalz, denn beide Sorten sind mehr oder weniger reines Kochsalz.

Trotzdem ist Meersalz von allen im Handel erhältlichen Salzsorten die empfehlenswerteste, vor allem, wenn es sich um qualitativ hochwertiges Meersalz handelt, wie es beispielsweise in Naturkostläden zu bekommen ist. Solches Salz wird nach dem Aussieben und Trocknen nicht raffiniert, nicht gebleicht und, was besonders wichtig ist, nicht mit Rieselhilfsmitteln vermischt. In den sonstigen handelsüblichen Salzsorten sind solche Zusatzstoffe zur Erhöhung der Rieselfähigkeit und zur Verhinderung des Zusammenklumpens leider an der Tagesordnung.

Gutes Meersalz ist grobkörnig, leicht grau und klumpt etwas. Auch beim Salz gilt die Grundregel der Vollwertkost: je weniger industriell bearbeitet, desto besser. ›Gesund‹ ist Meersalz deswegen aber nicht, denn ›gesundes Salz‹ gibt es in der Ernährung nicht.

Sojasoßen – Salz aus der Flasche

Das traditionelle Würzmittel Chinas und Japans wird auch bei uns zunehmend als Alternative zum Kochsalz empfohlen, nicht selten sogar mit der Behauptung, die dunkelbraune Soße sei gesund. Nicht nur in der Naturkostküche hat sich Sojasoße im Zuge des Soja-Booms einen festen Platz erkämpft, auch in vielen Restaurants und in vielen ›normalen‹ Haushalten steht sie als Würzmittel auf dem Tisch.

Sojasoße (Tamari) wird aus gekochten Sojabohnen, Wasser und Meersalz hergestellt. Bei der Variante mit Namen Shoyu wird noch geröstetes Weizenmehl hinzugefügt. Durch Milchsäurebakterien wird das Gemisch zum Gären gebracht und anschließend durch hydraulische Pressung in feste Substanz und Flüssigkeit getrennt. Die feste Substanz wird nicht weiterverwendet, die Flüssigkeit hingegen in Fässern gelagert, bis sich an der Oberfläche das Öl und am Boden die Sedimente abgesetzt haben und entfernt werden können. Die traditionelle Herstellung von Sojasoße ist eine hohe Kunst, die leider heute kaum mehr gepflegt wird, denn 99% der Sojasoßen, die im Handel erhältlich sind, werden industriell durch Zusatz von Salzsäure hergestellt und enthalten Farb- und Konservierungsstoffe sowie chemische Zusätze, die die Reifezeit verkürzen. Hochwertige und nach traditionellen Verfahren unter Verzicht auf die chemischen Helferlein der Industrie hergestellte Sojasoßen sind fast nur im Naturkostladen oder im Reformhaus erhältlich und unterscheiden sich selbstverständlich auch im Preis um einiges von ihren Konkurrenten aus der industriellen Massenfabrikation.

Hochwertige Sojasoße enthält konzentriertes pflanzliches Eiweiß, Vitamine und Spurenelemente, was ihr den Ruf eines gesunden Würzmittels eingebracht hat, das universell für Suppen, Soßen, Salate und viele Getreide-, Gemüse- und andere Gerichte verwendet werden kann. Dabei wird meist vergessen, daß Kochsalz ein wesentlicher Bestandteil von Sojasoße ist. Zwischen 15 und 20 Prozent Natriumchlorid ist in der kräftig würzig schmekkenden Soße enthalten. Es läßt sich leicht ausrechnen, wieviel (verstecktes) Kochsalz man zu sich nimmt, wenn man seine Speisen und Soßen großzügig mit Sojasoße würzt oder sich im China- oder Japanrestaurant ein in Sojasoße schwimmendes Gericht bestellt. Der Beliebtheit der Sojasoße in der japanischen Küche ist es denn auch zuzuschreiben, daß Japan das Land mit dem höchsten Kochsalzkonsum der Welt ist. Die traurigen gesundheitlichen Folgen dieses Rekords – die höchsten Bluthochdruck- und Magenkrebsraten der Welt – haben wir im Kapitel ›Die versalzene Gesundheit‹ bereits behandelt.

Aus Japan stammt auch die Ernährungslehre der Makrobiotik, in der Sojasoßen und Sojapasten (wie Miso) eine wichtige Rolle spielen und in großen Mengen verwendet werden. Den Heilungsversprechungen dieser von Georges Oshawa gegründeten ›Eßreligion‹ verdanken die Sojasoßen größtenteils das Image der ›gesunden Würzmittel aus Fernost‹, das nach wie vor in vielen Reformhäusern und Naturkostläden vertreten wird.

Ernährungswissenschaftler bewerten die Makrobiotik einhellig als Mangelkost, deren extreme Stufen starke gesundheitliche Gefährdungen nach sich ziehen können. Allein die Empfehlung, täglich 30 bis 50 Gramm (!) Meersalz zu essen, in ›fortgeschrittenen‹ Stadien mit sehr wenig Flüssigkeit und ohne Frischkost auszukommen, ist ernährungsphysiologischer Irrwitz und kann im Organismus großen Schaden anrichten. Dies sei nur erwähnt, um zu zeigen, daß nicht alles, was als ›Gesundheitskost‹ verkauft wird oder im elitären Gewand fernöstlicher Weisheit auftritt, diesem Ruf auch gerecht wird.

Selbstverständlich ist qualitativ hochwertige Sojasoße ein wohlschmeckendes Würzmittel. Doch sollte sie angesichts ihres hohen Salzgehaltes nur sehr sparsam und bewußt verwendet werden.

Das gilt auch für viele andere Würzsoßen, die tischfertig im Handel erhältlich sind und gerne bei allen nur denkbaren Speisen eingesetzt werden.

Die Salzbomben

Das nächste Kapitel ist eine Liste des Salzgehaltes vieler Nahrungsmittel. Einige davon sind wahre Salzbomben. Wir können unsere tägliche Kochsalzaufnahme bereits umfassend reduzieren, wenn wir auf diese Nahrungsmittel verzichten. Ihr starker Salzgehalt trägt wesentlich zur Gewöhnung an den salzigen Geschmack und daraus resultierend zum unvernünftigen Umgang mit Kochsalz bei.

Besonders hoch ist der Salzgehalt bei Fleisch- und Fischerzeugnissen, denn hier wird Salz zum Zwecke der Konservierung in großen Mengen eingesetzt. Waren in früheren Zeiten Salzfisch und Pökelfleisch wichtige Eiweißlieferanten für die Bevölkerungen der Städte, so kann man heute, im Zeitalter der Kühltruhen und fangfrisch eingeflogenen Meeresfische auf solche Salzbomben ohne weiteres verzichten.

Mit *Fleischerzeugnissen* kann man sich gehörig die Gesundheit versalzen: Mit 100 Gramm rohem Schinken nimmt man bereits über sechs Gramm Kochsalz auf – das ist weit mehr als der Tagesbedarf. 100 Gramm Cervelatwurst oder Salami enthalten etwa 3,2 Gramm Kochsalz, das teure Bündnerfleisch schlägt mit ca. 5,3 Gramm Kochsalz pro 100 Gramm zu Buche und zahlreiche andere Wurstsorten schwanken zwischen 1,5 und 3 Gramm Kochsalz pro 100 Gramm. Angesichts der 1,77 Millionen Tonnen Wurst, die jährlich in der Bundesrepublik verzehrt werden – das ergibt einen jährlichen Pro-Kopf-Konsum von etwa 30 Kilo – erweisen sich die Fleischprodukte als eine Hauptquelle unseres täglichen Salzkonsums.

Fischprodukte sind zum größten Teil noch mehr gesalzen: 100 Gramm Räucherlachs in Öl enthalten über 10 Gramm Kochsalz, Matjesfilets über 6 Gramm Salz, Bismarckheringe 2,6 Gramm. Der Salzhering nimmt, wie der Name schon andeutet, mit über 15 Gramm Kochsalz pro 100 Gramm die Spitzenposition ein.

Auch manche *Käsesorten* haben eine Menge des ›weißen Goldes‹ in sich – Brie beispielsweise fast 3 Gramm pro 100 Gramm, Camembert über 2 Gramm, Edelpilzkäse sogar 3,5 Gramm.

Dagegen nehmen sich *Brote und andere Backwaren* mit Werten um die 1 Gramm Kochsalz pro 100 Gramm eher bescheiden aus, doch darf nicht vergessen werden, daß Brot nach wie vor zu den Grundnahrungsmitteln gehört und der Durchschnittsverzehr bei 75 Kilo pro Person und Jahr liegt.

Salzbomben, auf die Sie achten sollten, sind außerdem: Salzstangen mit 4,5 Gramm, Tomatenketchup mit 3,3 Gramm, Tomatensaft mit bis zu 9,7 Gramm, manche Olivensorten mit 5 Gramm, Senf mit 3,3 Gramm. Hohe Salzgehalte weisen vor allem Fertiggerichte, Fertigsoßen und natürlich Restaurant- und Fast-Food-Kost auf. Auch vorportionierte Diätkost und Frühstücksflocken lieben das Kochsalz. In industriell hergestellter

Kost wird der Verlust der natürlichen Geschmacks- und Aromastoffe, der durch den Verarbeitungsprozeß eintritt, durch starken Salzzusatz wettgemacht. Auch beim Kochen zu Hause kann es zu solchen Verlusten kommen, beispielsweise wenn das Wasser, in dem das Gemüse gekocht wurde, weggegossen wird oder wenn Speisen ›zu Tode‹ gekocht werden. Schonende Garmethoden hingegen, wie Dämpfen und Dünsten unterstützen den Eigengeschmack der Speisen. Nachsalzen ist nie ein Ersatz für die verlorengegangenen natürlichen Geschmacks- und Aromastoffe.

Aber auch in Nahrungsmitteln, bei denen kaum jemand an Salz oder Natrium denkt, ist Vorsicht geboten. Natriumhydrogensulfit, das bei der Obstkonservierung verwendet wird, Natriumcyclamat in Süßstoffen, Natriumphosphat in Backpulver und Kondensmilch, Natriumkaseinat in Sauermilcherzeugnissen, Natriumbicarbonat in Obstkonserven, Natriumalginat in Puddings und Soßenpulvern und andere können die unerwünschte Natriumzufuhr nachteilig erhöhen. Dem Natrium im Mineralwasser haben wir ein eigenes Kapitel gewidmet.

Nicht-salziges Salz

Es gibt Nahrungsmittel, die erhebliche Anteile an Natrium enthalten, aber nur geringe Mengen an Chlorid – zum Beispiel Milch, manche Mineralwassersorten, viele Fertiggerichte. Trotz des hohen Natriumgehaltes, der, wie wir bereits ausgeführt haben, ebenfalls gesundheitlich bedenklich ist, schmecken solche Nahrungsmittel aber nicht unbedingt salzig. Werden nun mit anderen Nahrungsmitteln, die ebenfalls ganz und gar nicht nach Salz schmecken müssen, große Anteile an Chlorid zugeführt, erhält der Körper auf getrenntem Wege die beiden Bestandteile des Kochsalzes zugeführt. Im Körper treffen sie zusammen und entfalten die gleichen Wirkungen, als hätten wir reines Kochsalz aufgenommen. Es ist daher wichtig, nicht nur den Kochsalzgehalt von Nahrungsmitteln in Betracht zu ziehen, sondern auch die enthaltenen Anteile an Natrium und Chlorid.

Da gemäß medizinischen Erkenntnissen der letzten Jahre dem Natrium in Hinblick auf unsere Gesundheit die größere Bedeutung zukommt, haben wir in den Salztabellen dieses Buches neben dem Kochsalzgehalt auch den Natriumgehalt aufgeführt.

Die Auswertung

Wenn Sie Ihre Ernährungsliste über den geplanten Zeitraum hinweg gewissenhaft geführt haben, besitzen Sie nun wertvolle Unterlagen über Ihre tagtäglichen Ernährungsgewohnheiten. Fassen Sie die ausgerechneten Werte zusammen und berechnen Sie Ihren täglichen Durchschnittsverbrauch von Kochsalz. Stellen Sie diesen Wert den etwa 3 Gramm Natriumchlorid gegenüber, die Ihr Organismus pro Tag tatsächlich benötigt. Wie hoch ist die Differenz? 10 Gramm? 20 Gramm? Damit Sie sich die Differenz bildhaft vorstellen können, wiegen Sie die Menge ruhig einmal in Kochsalz auf und stellen Sie das mehr oder weniger große Häufchen der weißen, salzigen Kristalle gut sichtbar auf einem Teller oder in einem Schälchen in Ihrer Küche zur Schau. Ein solches Bild beeindruckt weit mehr als nackte Zahlen und Statistiken und fungiert als nützliche Motivationshilfe beim Reduzieren von Salz. Schauen Sie sich Ihr Salzhäufchen an, wenn Sie beim Kochen nachsalzen wollen oder wenn Sie eine Tüte salzige Knabbereien aus dem Schrank holen möchten.

Denn nun geht es darum, Konsequenzen zu ziehen und Möglichkeiten zu überlegen, wie sich gewisse negative Gewohnheiten und Vorlieben verändern lassen. Denken Sie immer daran, daß es nicht damit getan ist, nur einen einzelnen Risikofaktor in der Ernährung auszuschalten – zum Beispiel das Zuviel an Kochsalz –, sondern daß Sie die Gesamtheit Ihrer Ernährung in Betracht ziehen müssen. Das Salz in der Suppe kann Ihnen zwar die Gesundheit versalzen, aber auch ein Übermaß an Zucker, Fett, Weißmehl etc. hat äußerst nachteilige Auswirkungen auf Gesundheit und Wohlbefinden. Mehr über die Grundlagen gesunder Ernährung im Kapitel ›Essen ist Leben‹.

SALZGEHALT VON NAHRUNGSMITTELN

Die große Salztabelle

Alle Angaben in der folgenden Tabelle beziehen sich auf den Salz- und Natriumgehalt in Milligramm (mg) in jeweils 100 Gramm des betreffenden Nahrungsmittels.

Natürlich sind die hier angegebenen Werte nur durchschnittliche Zahlen, die je nach Marke, Anbau- und Herstellungsart und anderen Eigenschaften des betreffenden Nahrungsmittels schwanken können. Trotzdem stellt diese Tabelle eine unersetzliche Hilfe beim Ermitteln des persönlichen Salzkonsums dar. Zusätzlich zum Gehalt von Natriumchlorid ist auch der Gehalt von Natrium angegeben, auf den, wie bereits erklärt, besonders geachtet werden sollte.

Nahrungsmittel	Kochsalz in mg	Natrium in mg
	auf jeweils 100 g	
Fisch und Fischerzeugnisse		
Frischer Fisch	100–350	40–140
Aal, geräuchert	1150	625
Bismarckhering	2600	1030
Brathering	1400	570
Bückling	250	155

Nahrungsmittel	Kochsalz in mg	Natrium in mg
	auf jeweils 100 g	
Fischstäbchen, tiefgekühlt	700	275
Forellenfilet, geräuchert	1200	500
Hering, eingelegt	1500	590
Hering in Tomatensauce	1300	525
Lachs in Öl	10250	4070
Lachsersatz (Seelachs, geräuchert)	7200	2900
Makrele, geräuchert	650	260
Matjesfilet	6400	2500
Ölsardinen	1250	510
Rollmops	2250	920
Salzhering	15100	5930
Schillerlocken	1700	705
Thunfisch in Öl	900	360
Hummer	100	270
Kaviar	5200	2200
Kaviar-Ersatz	5100	2120
Shrimps	160	145
Fleisch und Fleischwaren		
Frisches Fleisch (Geflügel, Hammel, Kalb, Rind, Schwein, Wild)	100–300	40–115
Bierschinken	1600	740
Blutwurst	1600	680
Bockwurst	1800	700
Bratwurst	1300	520
Bündner Fleisch	5300	2100
Cervelat	3200	1260
Corned Beef	2000	830
Fleischsalat	1300	525
Fleischwurst	2000	825
Frankfurter Würstchen	2000	780
Frühstücksspeck	4400	1770
Gelbwurst	1600	640
Hackepeter	2000	800

Nahrungsmittel	Kochsalz in mg	Natrium in mg
	auf jeweils 100 g	
Jagdwurst	2000	820
Knackwurst	3000	1190
Leberpastete	1200	735
Leberkäse	1500	600
Leberwurst	2000	810
Mettwurst	2700	1090
Mortadella	1500	670
Salami	3200	1260
Schinken, gekocht	2300	960
Schinken, roh	3400 – 6300	1400 – 2500
Schinkenwurst	2000	800
Schwartenmagen	2700	1100
Speck, durchwachsen	4000	1770
Speck, geräuchert	2000	910
Wiener Würstchen	2300	940
Brathähnchen	1100	450
Eisbein	1300	325
Frikadellen	700	310
Gulasch	900	370
Kalbs-, Rinder-, Schweinebraten mit Soße	1400	550
Kasseler	2400	950
Königsberger Klopse	1200	480
Lammbraten	1100	365
Putenkeule, gebraten	700	290
Rouladen	1000	400
Sauerbraten	1700	670
Steak, gegrillt	500	205
Eierspeisen		
Hühnerei, roh, gekocht	290	140
Spiegelei, gesalzen	300	120
Omelette	800	315
Rühreier mit Speck	1000	405

Nahrungsmittel	Kochsalz in mg	Natrium in mg
	auf jeweils 100 g	
Milch und Milchprodukte		
Buttermilch	120	55
Milch	110	48
Butter	12	5
Diätmargarine	100	39
Joghurt	110	45
Kefir	110	45
Kondensmilch	250	100
Sauerrahm	110	50
Schlagsahne	75	30
Standardmargarine	250	100
Käse		
Brie (50% Fett i. Tr.)	2800	1170
Camembert (45% Fett i. Tr.)	2200	970
Chester (50% Fett i. Tr.)	1600	675
Doppelrahmfrischkäse (mind. 60% Fett i. Tr.)	800	375
Edamer (30% Fett i. Tr.)	1800	800
Emmentaler (45% Fett i. Tr.)	600	450
Frischkäse (50% Fett i. Tr.)	1200	550
Gouda (45% Fett i. Tr.)	2000	870
Harzer (20% Fett i. Tr.)	3400	1520
Limburger (20% Fett i. Tr.)	2900	1280
Münsterkäse (45% Fett i. Tr.)	2000	900
Parmesan	1500	700
Roquefort (50% Fett i. Tr.)	4000	1810
Schichtkäse (20% Fett i. Tr.)	115	35
Schmelzkäse (45% Fett i. Tr.)	1200	1260
Speisequark (versch. Fettstufen)	60–100	35–40
Tilsiter (30% Fett i. Tr.)	2450	1000
Brot, Getreide, Teigwaren, Frühstücksflocken		
Brötchen	1050	550
Knäckebrot	600	460
Mischbrot	1000	520

Nahrungsmittel	Kochsalz in mg	Natrium in mg
	auf jeweils 100 g	
Pumpernickel	700	370
Roggenbrötchen	1100	550
Roggenschrotbrot	1000	510
Toastbrot	760	550
Weißbrot	740	540
Weizenschrotbrot (Graham)	620	430
Weizenvollkornbrot	800	380
Mehl	5	2
Reis, gekocht	1100	450
Eiernudeln, gekocht	900	360
Spaghetti, ohne Ei	900	355
Vollkornnudeln, ohne Ei	900	350
Cornflakes	2200	915
Kartoffeln und Kartoffelspeisen		
Kartoffel, roh	7	3
Kartoffelchips, gesalzen	1100	450
Kartoffelklöße, gekocht	2900	1180
Kartoffelkroketten, getrocknet	3200	1380
Kartoffelpüree	400	160
Kartoffelsticks	1800	720
Pommes frites	400	160
Gemüse und Obst		
Frisches Obst, Nüsse	2–7	1–3
Frisches Gemüse und Pilze	2–12	1–5
Bohnen, grün in Dosen	830	275
Champignons in Dosen	900	360
Erbsen, grün, in Dosen	670	235
Gewürzgurken	1200	485
Mais in Dosen	500	210
Mixed Pickles	1000	390
Möhren in Dosen	200	60
Oliven, gefüllt	5000	2100

Nahrungsmittel	Kochsalz in mg	Natrium in mg
	auf jeweils 100 g	
Salzgurken	2400	960
Sauerkraut	900	355
Spargel in Dosen	900	355
Tomatenmark	1500	590
Tomatensaft	bis 9700	bis 3000
Gebäck		
Kekse	900	390
Kräcker	3800	1790
Salzmandeln	2000	780
Salzstangen	4500	1790
Zwieback	650	260
Fertiggerichte		
Bohneneintopf (Dose)	8850	3490
Geflügelfleischklößchen mit Kartoffeln (Diät)	14800	5830
Hühnerfleisch mit Reis und Chinagemüse (Alufolie)	9800	3860
Hühnerfrikassee mit Spargel (Diät)	9200	3625
Kalbfleischbällchen in Gemüse (Dose)	8800	3465
Kasseler mit Sauerkraut (Diät)	11730	4620
Lammragout mit Nudeln (Dose)	13800	5450
Linsen mit Rauchfleisch	8200	3230
Rindfleisch mit Möhren und Kartoffelpüree (Alufolie)	7900	3110
Sauerbraten mit Spätzle (Metallfolie)	8020	3160
Seelachsfilet mit Gemüse (Diät)	8700	3425
Serbisches Reisfleisch (Dose)	10500	4135
Szegediner Gulasch (Metallfolie)	6200	2440
Diverses:		
Brühen, Saucen, Soßen, Suppen, Würzmittel		
Brühwürfel	6000	2400
Brühwürfel, fettreich	3800	1500
Suppenwürfel (Klare Fleischsuppe)	38000	15000

Nahrungsmittel	Kochsalz in mg	Natrium in mg
	auf jeweils 100 g	
Mayonnaise	1700	700
Salatdressing	1100	435
Senf	3300	1305
Sojasauce	15400	6090
Tomatenketchup	3300	1300
Bratensoße (selbstgemacht)	480	195
Bratensoße (Instant)	2000	815
Bratensoße (Trockenprodukt)	1600	645
Tomatensoße (aus Tomatenmark)	600	245
Tomatensoße (Trockenprodukt)	1150	465
Fleischbrühe (selbstgemacht)	500	210
Fleischbrühe (aus Brühextrakt)	900	370
Fleischbrühe (Instant)	800	315
Hühnerbrühe (selbstgemacht)	500	205
Hühnerbrühe (Instant)	1000	415
Gulaschsuppe (Dose)	950	390
Kartoffelsuppe (Trockenprodukt)	640	255
Ochsenschwanzsuppe (Trockenprodukt)	1300	525
Spargelsuppe (selbstgemacht)	480	195
Spargelsuppe (Dose)	980	390
Spargelsuppe (Trockenprodukt)	1100	440

FLÜSSIGES SALZ

Verstecktes Salz im Mineralwasser

Verstecktes Salz findet sich nicht nur in festen Nahrungsmitteln. Auch in manchen Mineralwassersorten kommt zumindest ein Bestandteil des Kochsalzes – das Natrium – in relativ hohen Dosen vor.

Im Kapitel ›Die versalzene Gesundheit‹ (Seite 45) wurde erklärt, daß ein Zuviel an Natrium wesentlich an gewissen Störungen im menschlichen Organismus beteiligt ist.

Um einen Überblick über unseren täglichen Salz- bzw. Natriumkonsum zu gewinnen, dürfen wir die Getränke, die wir zu uns nehmen, nicht außer acht lassen.

Auch in diesem Bereich besteht die Möglichkeit, durch die Auswahl der richtigen Mineralwassersorten unsere Natriumaufnahme wirksam einzuschränken.

Der Mineralwasserkonsum steigt ständig. Ein wesentlicher Grund dafür ist die zunehmende Verseuchung unseres Trinkwassers mit zahllosen Schadstoffen. Viele Menschen sind dazu übergegangen, Mineralwasser auch zum Zubereiten von Nahrung zu verwenden.

Bevor wir uns also den Mineralwässern zuwenden, wollen wir im folgenden erst einmal kurz die ernste Trinkwassersituation beleuchten.

Die vergiftete Quelle des Lebens

Wasser ist eine der wichtigsten Lebensgrundlagen für Menschen, Tiere und Pflanzen. Der Mensch kann ohne feste Nahrung einige Wochen ohne Schaden überstehen, ohne Wasser aber treten bereits nach zwei bis drei Tagen schwere Krankheitsbilder des Verdurstens auf, die nach spätestens sieben Tagen zum Tod führen. Der menschliche Körper besteht zu etwa 60 bis 70 Prozent aus Wasser und benötigt pro Tag eine Zufuhr von ca. zwei bis drei Litern. Ein Großteil der erforderlichen Menge ist allerdings in Nahrungsmitteln wie Gemüse und Obst enthalten. Wasser als das allgemeine Lösungs- und Transportmittel erfüllt im Körper eine Reihe wichtiger Aufgaben und nimmt im Organismus eine Schlüsselstellung ein. Im Kapitel ›Die versalzene Gesundheit‹ sind wir ausführlich auf die enge Verknüpfung unseres Wasserhaushalts mit dem Salzhaushalt eingegangen. Natriumchlorid und Wasser gehören im Kreislauf menschlichen Lebens eng zusammen.

So wie Luft und Nahrung hat der Mensch auch seine Trinkwasserreservoirs, seine Quellen des Lebens, vergiftet. Flüsse, Seen und Meere verkommen zu Kloaken und Müllkippen, und ins Grundwasser sickern die zahllosen Schadstoffe, die in Haushalten, Industrie und Landwirtschaft schon wie selbstverständlich zum täglichen Leben zu gehören scheinen. Menschliche Unvernunft, Bequemlichkeit und Profitgier läßt sauberes Wasser auf unserem Planeten, der zu über 70% aus Wasserflächen besteht, zur Mangelware werden. Schwermetalle, Pestizide, Nitrat, chlorierte Kohlenwasserstoffe, Altöl, radioaktive Stoffe und andere schädliche Substanzen sind bereits in gesundheitlich sehr bedenklichen Mengen im Trinkwasser und im Grundwasser nachweisbar. Die Wasserwerke und die Behörden stehen der Flut der Schadstoffe ratlos gegenüber. Die deutsche Trinkwasserverordnung beschränkt sich bei der Wasseranalyse meist auf nur etwa 18 Stoffe, obwohl Listen mit Toleranzgrenzen für weit über 300 verschiedene gesundheitsgefährdende Substanzen existieren.

Doch allein schon einige wenige Chemikalien bedrohen die Existenz bundesdeutscher Trinkwasserbrunnen. Die neue EG-Trinkwasserverordnung vom Oktober 1989 schreibt beispielsweise einen Grenzwert für Pflanzenschutzmittel von insgesamt 0,5 mmg pro Liter Trinkwasser vor. Die erlaubte Höchstmenge an einzelnen Pestiziden beträgt 0,1 mmg pro Liter. Das Wasser aus Hunderten von deutschen Trinkwasserbrunnen liegt über diesem Wert, so daß der Gesetzgeber Ausnahmeregelungen erlassen mußte, damit diese Brunnen ihren Betrieb aufrechterhalten können.

Nun sorgen Ausnahmeregelungen zwar für ein ungestörtes Weiterfunktionieren der Trinkwasserversorgung, den Bewohnern der betroffenen Regionen aber bescheren sie weiterhin verseuchtes Wasser. Die Ursachen dieser Brunnenvergiftung bleiben weitgehend unangetastet – zum Beispiel die chemisierte Landwirtschaft, die nach wie vor Agrargifte in gewaltigen Mengen einsetzt, die im Boden versickern und bei nachlassender und erschöpfter Bodenrückhaltekapazität ins Trinkwasser gelangen. Welche Schäden dieser unverantwortliche Umgang mit eigentlich völlig unnötigen Giften anrichtet, zeigt die Tatsache, daß ein einziges Gramm Pestizide genügt, um bis zu 10 Millionen Liter Wasser zu vergiften – den Tagesbedarf von 80000 Menschen.

Beim Oberflächenwasser, das aus Seen und Flüssen gewonnen wird, sieht die Lage noch bedrohlicher aus. 18 Millionen Menschen in der Schweiz, Frankreich, Deutschland und Holland beziehen ihr Trinkwasser aus dem Rhein, der allein im Jahre 1986 11,6 Millionen Tonnen Salze, 662000 Tonnen Wasch- und Düngemittel und 11189 Tonnen Schwermetalle mit sich führte. Mittels aufwendiger Aufbereitungsverfahren wird aus dem größten Abwasserkanal Europas ›Trinkwasser‹ gewonnen.

Trotzdem wird das kostbare Trinkwasser nach wie vor gedankenlos verschwendet – etwa 20 bis 40 Liter werden in der Bundesrepublik pro Person und Tag nur für die Toilettenspülung benutzt.

Wasserfilter im Haushalt

Aufgrund der bedrohlichen Verschmutzung unseres Trinkwassers durch Industrie und Landwirtschaft werden Wasserenthärtungs- und Wasseraufbereitungsanlagen in zunehmendem Maß auch für private Haushalte angeboten. Diese Filter, die in verschiedenen Preislagen auf dem Markt sind, haben allerdings ihre technischen Tücken und Schwächen und beseitigen meist nur einen Teil der unerwünschten Schadstoffe. Die überwiegende Mehrheit der angebotenen Wasserfilter beruht auf unzureichenden Verfahren und vermag wesentliche Reinigungsschritte nicht durchzuführen. In manchen Fällen beeinflussen solche Geräte das Wasser sogar ungünstig und fügen weitere Schadstoffe hinzu. Wasserenthärtungsmittel beispielsweise enthalten Phosphate, die das Wasser nicht wirklich enthärten, sondern lediglich Kalkablagerungen verhindern. Im Trinkwasser sind solche Zusätze aber höchst unerwünscht. Sie können bereits in geringen Mengen für Kinder belastend wirken und zu Symptomen wie Überaktivität und Übernervosität führen.

Die meisten Filter arbeiten nach dem Prinzip des Ionenaustausches. Dabei werden die für die Wasserhärte verantwortlichen Calcium- und Magnesium-Ionen vom Filter zwar zurückgehalten, jedoch gegen Natrium-Ionen ausgetauscht. Die dadurch bewirkte übermäßige Anreicherung des ›gereinigten‹ Wassers mit Natrium-Ionen ist ebenfalls höchst unerwünscht. Trotzdem sind diese Ionenaustauscher die am häufigsten verwendete Reinigungsstufe in handelsüblichen Wasserfiltern. Wasserfilter, die Trinkwasser wirklich tiefgreifend und gründlich von allen Schadstoffen reinigen, sind für einen Privathaushalt meist finanziell nicht erschwinglich und aufwendig in der technischen Handhabung.

Zu den besten Methoden der Trinkwasseraufbereitung im Haushalt gehört die Umkehrosmose, bei der dem Rohwasser kein anderer Stoff zugesetzt wird. Allerdings werden bei diesem Verfahren auch wertvolle Minerale und Spurenelemente ausgefiltert.

Manche Menschen wollen den Schadstoffen im Wasser entgehen, indem sie auf dampfdestilliertes oder entmineralisiertes Wasser zurückgreifen. Wie im letzten Kapitel schon erklärt, führt dies jedoch über kurz oder lang durch Ausschwemmen von Mineralstoffen und Spurenelementen aus dem Körper zu lebensbedrohlichen Situationen. Außerdem kann der Durst, der durch Mineralstoffarmut im Körper ausgelöst wird, auf diese Weise nie gelöscht werden.

Mineralwasser – eine gute Alternative

Kein Wunder also, daß immer mehr Menschen zur Mineralwasserflasche greifen, längst nicht mehr nur, um den Durst auf gesunde Art zu stillen, sondern auch um Tee oder Gemüse zu kochen oder Kindernahrung zuzubereiten. Der Mineralwasserumsatz stieg in den letzten Jahren sprunghaft an. Zwischen 1975 und 1985 verdoppelte er sich und 1986 legte er nochmals um 12% zu. Der durchschnittliche Pro-Kopf-Verbrauch beträgt pro Jahr etwa 60 Liter.

Mineralwasser ist der ideale Durststiller, denn Durst bedeutet in der Sprache unseres Körpers unter anderem, daß der Mineral- und Salzgehalt im Blut und Zellgewebe aufgefrischt werden muß, ohne den der Organismus nicht lebensfähig wäre. Mineralwasser führt diese essentiellen Mineralstoffe und Spurenelemente in gelöster Form mit sich und kann deshalb den Durst löschen, ganz im Gegensatz zu den zahllosen Limonaden, die von der Werbung zwar als ›moderne‹ Durstlöscher angepriesen werden, in Wirklichkeit aber das Durstgefühl nur verstärken. Sie beeinflussen zudem durch ihren Zuckergehalt den Blutzuckerspiegel nachteilig.

Wie alle fabrikzuckerhaltigen Nahrungsmittel tragen die süßen ›Durstverstärker‹ aus der Fabrik zu einer Reihe von ernährungsbedingten Krankheiten bei. Auch alkoholische Getränke sind keine Durstlöscher, sondern rauben dem Körper wichtige Mineralstoffe.

Nicht jedes in Flaschen abgefüllte und im Handel angebotene Wasser ist aber echtes Mineralwasser. Wenn wir in diesem Kapitel von ›Mineralwasser‹ sprechen, meinen wir das sogenannte ›natürliche Mineralwasser‹, das folgenden gesetzlichen Vorschriften entsprechen muß:

Mineralwasser muß aus unterirdischen, vor Verunreinigungen geschützten Wasservorkommen stammen, durch eine natürliche oder künstlich erschlossene Quelle ans Tageslicht sprudeln und einen Mineralgehalt von mindestens 1000 mg oder 250 mg freie Kohlensäure pro Liter aufweisen. Im Gegensatz zum Trinkwasser, das von den Wasserwerken künstlich aufbereitet und mit Chemikalien versetzt wird, damit es die entsprechenden Normen erfüllt, ist beim Mineralwasser nur das Ausfiltern oder Oxidieren bestimmter Stoffe, die Geschmack und Aussehen beeinträchtigen, sowie das Entziehen freier Kohlensäure durch ausschließlich physikalische Verfahren wie Herausquirlen erlaubt. Auch das Wiederversetzen der Wässer mit Kohlensäure, die übrigens in keiner Weise gesundheitsschädlich ist, darf laut Gesetz durchgeführt werden.

Daneben gibt es das *Quellwasser,* das zwar am Quellort abgefüllt wird, aber mineralarm ist und nur den EG-Richtlinien für Trinkwasser entsprechen muß.

Tafelwasser bezeichnet ein künstlich hergestelltes Mineralwasser. Trink- und Quellwasser werden mit natürlichem Salzwasser, Mineralwasser, Meerwasser, Kochsalz, Soda oder doppeltkohlesaurem Natron angereichert. ›Hauptmineral‹ dieser künstlichen Wässer ist zumeist Kochsalz.

Das gilt ebenso für *Sole,* ein natürliches, salzreiches Wasser (Natursole) oder ein durch Wasserentzug im Salzgehalt angereichertes Mineralwasser mit mindestens 1400 mg Kochsalz pro Liter.

Auch keimfreies *Meerestiefwasser* wird in Seebädern gerne zur Herstellung von Tafelwassern oder alkoholfreien Erfrischungsgetränken verwendet.

Tafelwasser, Sole und Meerwasser können unsere Salzaufnahme beträchtlich erhöhen und sollten mit Vorsicht genossen werden.

Heilwässer sind natürliche Mineralwässer, deren Mineralzusammensetzung der Vorbeugung, Behebung oder Linderung bestimmter Körperleiden dient. Diese, meist ›stillen‹ – das heißt nicht mit Kohlensäure versetzten – Wässer unterliegen dem Arzneimittelgesetz, dürfen aber frei verkauft werden. Sie sollten aber nur im Rahmen einer Kur oder nach der auf den Etiketten aufgedruckten Anweisung getrunken werden. Als täglicher Durstlöscher eignen sie sich nicht.

Achten Sie bei der Wahl Ihrer Mineralwassersorte darauf, daß der Mineralstoffgehalt ausreichend und gut ausgewogen ist. Mineralarme Wässer, wie beispielsweise viele der Wässer aus Frankreich, können trotz der fehlenden Mineralien wertvolle Dienste leisten, zum Beispiel als schadstoffarmer Ersatz für Leitungswasser zum Kochen oder bei Durchspülkuren. Als Durstlöscher für jeden Tag und jede Gelegenheit sollte man aber natürliches Mineralwasser bevorzugen.

Wie sauber ist Mineralwasser?

Verglichen mit ›normalem‹ Trinkwasser ist Mineralwasser von ›natürlicher Reinheit‹. Und doch ist es heute um die natürliche Reinheit vieler Mineralwässer nicht zum besten bestellt. Der massive Düngemitteleinsatz in der Landwirtschaft, der sich seit Mitte der fünfziger Jahre um etwa 400% gesteigert hat, sorgt für bedenkliche Nitratwerte in vielen Mineralwassersorten, da die Schadstoffe auch in manche unterirdische Mineralwasserreservoirs vordringen. Ein groß angelegter Test der Zeitschrift ›Natur‹ brachte an den Tag, daß rund die Hälfte der 240 getesteten Marken eine Nitratbelastung aufwiesen, die über dem EG-Richtwert für Trinkwasser liegt. Achten Sie bei der Wahl Ihrer Mineralwassersorte auf den Nitratgehalt, der auf dem Flaschenetikett angegeben sein muß. Bei einigen Mineralbrunnen hat die Zeitschrift ›Natur‹ jedoch nachgewiesen, daß veraltete, das heißt zu niedrige Nitratwerte auf den Flaschen angegeben wurden.

Wasser, das in Plastikflaschen angeboten wird, wie beispielsweise viele französische Wässer, sollten Sie meiden. Die Plastikflaschen liefern nicht immer hygienisch einwandfreies Wasser, geben organische Stoffe an das Wasser ab und sind ökologisch bedenklich, da sie Müllprobleme schaffen.

Diesen Tatsachen zum Trotz ist Mineralwasser als gesundes Mittel gegen den Durst nicht zu entbehren. Doch ist es unumgänglich, beim Einkauf auf den Natrium- und Nitratwert unserer Lieblingssorte zu achten und auf Wasser in Plastikflaschen ganz zu verzichten.

Natrium im Wasser

Der im Rahmen unseres Buches über Salz wichtigste Aspekt der Mineralwasser ist ihr Natriumgehalt. Auch er liegt bei manchen Sorten weit über den gesetzlichen Vorschriften für Trinkwasser von 150 mg pro Liter. Bevorzugen Sie deshalb Mineralwassersorten, bei denen der Aufdruck ›Geeignet für natriumarme Ernährung‹ auf dem Etikett angebracht ist. Diese Sorten dürfen nicht mehr als maximal 20 mg Natrium pro Liter enthalten. Noch besser sind Sorten mit dem Aufdruck ›Geeignet für die Zubereitung von Babynahrung‹. Sie müssen zudem noch Grenzwerte für Nitrat (10 mg/l) und Fluorid (1,5 mg/l) einhalten. Durch die Auswahl der richtigen Mineralwassersorte können Sie eine Menge Natrium einsparen, bis zu mehreren Gramm pro Liter! Auch der Chloridgehalt ist nicht unwichtig, denn wie wir wissen, verbindet sich Natrium mit Chlorid zu Kochsalz. Achten Sie beim Einkauf natriumarmer Wässer aber auch darauf, daß etwa gleich viel Natrium wie Kalium enthalten ist.

Im folgenden werden einige bekannte Mineral- und Heilwassermarken mit ihrem Natrium- und Chloridgehalt aufgeführt. Zu Ihrer Information geben wir auch den Nitratgehalt sowie die

Gesamtmenge der gelösten Mineralsalze an. Der Gehalt an Mineralien kann, wie bei allen Naturprodukten üblich, schwanken. Aus diesem Grund werden die zugelassenen Mineralwässer in der Bundesrepublik regelmäßig neu analysiert.

Alle Angaben in der Tabelle betreffen Milligramm pro Liter (mg/l). Sie wurden dem Buch ›Mineralwasser und Heilwasser‹ von Martin Strick entnommen, das im Heyne Verlag (Nr. 08/9139) erschienen ist und über 250 Mineralwassersorten untersucht.

Sorte	Natrium	Chlorid	Nitrat	Gesamtgehalt an Mineralien
Aachener Kaiserbrunnen	1315,0	1501,0	0,5 – 1,8	3950
Adelheidquelle	973,2	117,0	0,58	4680
Adelholzener	3,0	2,5	5,26	540
Apollinaris	504,0	168,2	7,60	2810
Aqui	318,0	144,0	–	990
Bad Liebenzeller Mineral-Therme	278,0	312,0	1,10	990
Bad Vilbeler Urquelle	97,0	–	–	860
Contrex	7,5	7,2	2,70	2150
Dietenbronner	6,6	1,2	30 – 37	420
Emstaler Brunnen	194,0	188,0	6,6	980
Evian	5,6	3,6	3,8 – 11	490
Franken Brunnen	53,5	27,6	0,9 – 1,8	1090
Fürst Bismarck Quelle	11,8	18,3	3,20	370
Gasteiner	78,9	26,1	n. n.	310
Gerolsteiner	128,2	38,9	3,6	2600
Göppinger Mineralwasser	438,0	70,1	2,4 – 3,2	3280
Heppinger	856,0	244,7	1,1	4510
Hirschquelle	220,0	32,0	0,4 – 3,0	1910
Höllensprudel	10,1	3,62	0,61	1030
Johannis Quell	89,6	71,7	6,5 – 15,3	830
Kaiser Friedrich Quelle	1390,0	745,8	2,1	4570
Kisslegger	315,0	184,4	0,1 – 3,2	1030

Sorte	Natrium	Chlorid	Nitrat	Gesamtgehalt an Mineralien
Neuselters	148,1	131,7	1,6 – 4,0	1090
Oberselters	622,0	658,0	2,8 – 8,5	2450
Perrier	14,0	30,9	15,9 – 19,9	600
Peterquelle	566,0	217,0	–	2950
Pfalzgrafen Quelle	88,9	123,0	2,8	1150
Prinzenquelle	11,5	5,46	–	970
Radenska	706,0	74,3	1,6 – 6,7	3940
Remstal Sprudel	222,0	299,6	0,3 – 3,5	2130
Rhäzünser	160,0	23,2	0,1	1760
Rhön Sprudel	3,2	8,5	0,1	410
Rietenauer	10,0	18,5	19 – 27,6	2310
Rippoldsauer	201,0	30,0	0,7	2200
Römerquelle	15,2	4,5	0,3 – 3,6	1120
San Pellegrino	41,5	70,9	0,7 – 6,1	1150
Selters (Taunus)	1060,0	1124,0	2,9 – 7,1	3740
Selters (Lahn)	368,6	359,0	0,5 – 2,2	2040
Sinziger	76,2	56,6	26,1	640
Teinacher	143,0	20,6	6,3 – 8,1	1320
Überkinger	1015,0	88,6	0,1 – 1,5	3720
Urbacher	11,8	13,5	1,0 – 7,1	2010
Vichy Celestins	1200,0	220,0	2,8 – 6,6	4640
Vittel	3,0	–	7,6 – 8,3	950
Vöslauer	10,1	15,6	4,9	620
Volvic	8,0	7,5	4,0 – 6,0	110
Wittenseer	9,2	15,7	0,05	370
Zurzacher	303,0	138,2	1,3	1090

Einige Wässer, die als Spitzenreiter der ›Natrium-Hitliste‹ gelten, wollen wir ebenfalls erwähnen. Sie enthalten alle mindestens 1000 mg (= 1 Gramm) Natrium pro Liter, die Nummer eins dieser Liste sogar über 13000 mg (= 13 Gramm) pro Liter! Der entsprechende Chloridgehalt macht manche dieser Wässer zu echten ›Kochsalzwässern‹, von denen schon eine Literflasche den Tagesbedarf an Kochsalz deckt. Die Liste ist nach Natriumgehalt geordnet.

Sorte	Natrium	Chlorid	Nitrat	Gesamtgehalt an Mineralien
Bad Mergentheimer Albertquelle	13033,0	16545,0	–	42400
Hunyadi Janos	5915,0	428,9	8,23	30750
Bad Mergentheimer Karlsquelle	3886,0	4927,0	0,12	15030
Nürtinger Heinrichsquelle	3382,0	446,1	0,70	11650
Bad Hersfelder Vitalisbrunnen	2642,0	3656,0	0,80	10370
Bad Kissinger Rakoczy	2529,0	4093,0	2,22	9720
Bad Kissinger Maxbrunnen	2333,0	3832,0	8,54	9090
Karlsbader Mühlbrunn	1713,0	607,7	–	6400
Kaiser Friedrich Heilquelle	1419,0	795,5	0,8	4600
Kaiser Friedrich Quelle	1390,0	745,8	2,1	4570
Aachener Kaiserbrunnen	1315,0	1501,0	0,5 – 1,8	3950
Vichy Celestins	1200,0	220,0	2,8 – 6,6	4640
Selters (Taunus)	1060,0	1124,0	2,9 – 7,1	3740
Bad Windsheimer St. Kiliani-Heilquelle	1055,0	1144,0	1,13	4880
Bad Honnefer	1055,0	539,3	7,1 – 8,1	4840
Stilles Selters	1031,0	1091,0	–	3680
Überkinger	1015,0	88,6	0,1 – 1,5	3720

Die Angaben in der Spalte der Nitratwerte schwanken, da sie aus insgesamt drei verschiedenen Untersuchungen stammen (Herstellerangabe, Test der Zeitschrift ›Natur‹ und Test der Zeitschrift ›ökotest‹).

WÜRZIGE ALTERNATIVEN

Die faszinierende Welt des Schmeckens

Für viele Menschen sind Salz oder stark salzhaltige Würzmittel die hauptsächlichen Geschmacksgeber in der täglichen Ernährung. Dabei ist Salz eigentlich kein Gewürz, sondern eine Zutat, die den Eigengeschmack von Speisen und anderen Gewürzen betonen und unterstützen kann – wenn sie vernünftig und sparsam eingesetzt wird. Dominiert hingegen der ›salzige‹ Geschmack, wie das leider in der modernen Zivilisationskost oft der Fall ist, so ist eine Speise eigentlich versalzen. Wie wir gehört haben, sind viele Menschen an diesen salzigen Geschmack gewöhnt und empfinden ihn als normal. Das wiederum bewegt die Nahrungsmittelindustrie dazu, ihren Produkten große Mengen an Kochsalz zuzusetzen, weil der Kunde es angeblich so wünscht. Dabei sind die Geschmacksvorlieben für salzig, wie auch für zuckersüß, anerzogene Gewohnheiten, Prägungen, die schon in der Kindheit beginnen und von der Industrie und der Gastronomie gefördert und ausgenützt werden.

Doch entwickeln geringer gesalzene Nahrungsmittel Aroma und Geschmack viel intensiver. Durch die Gewöhnung an den Einheitsgeschmack ›salzig‹, der in vielen Küchen – zuhause, in Kantinen und Restaurants – an der Tagesordnung ist, betrügen wir uns um die faszinierende Welt des Schmeckens, die sich durch den richtigen Gebrauch von würzigen Alternativen – Gewürzen und Küchenkräutern – eröffnet. Der richtige Umgang mit Gewürzen ist eine hohe Kunst, deren Meisterung einen guten Koch von einem schlechten unterscheidet. Denn wie mit Salz kann man auch mit Gewürzen unvernünftig umgehen, und ein überwürztes Gericht, bei dem jeder Eigengeschmack überdeckt ist, verdirbt ebenso den Appetit wie ein versalzenes oder ein überhaupt nicht gewürztes. Heute ist es nicht mehr nötig, Prestige und Reichtum durch den großzügigen Einsatz kostbarer Gewürze zu demonstrieren, wie das bei feinen Leuten im Mittelalter der Fall war: Man benutzte damals beispielsweise für die aufgetragenen Speisen etwa zwanzigmal soviel Pfeffer wie heutzutage. In einer guten Küche ist statt dessen Feingefühl angesagt. Die hohe Schule des Würzens bedeutet Balance – die gekonnteste Zubereitung von Speisen besteht darin, die natürlichen Duft- und Geschmacksstoffe der Nahrungsmittel zu erhalten und sie durch Zugabe von Gewürzen aufzuschließen und abzurunden. Das erfordert Fingerspitzengefühl, eine gute Kenntnis der zur Verfügung stehenden Gewürze und Küchenkräuter – und den sparsamen Umgang mit Kochsalz. Wer es lernt, mit Gewürzen umzugehen, wird feststellen, daß nicht nur die Geschmacksnerven davon profitieren, sondern auch die Gesundheit, denn als Fein-Schmekker im wahrsten Sinne des Wortes wird man den Salzkonsum ganz selbstverständlich auf ein vernünftiges Maß einschränken. Auch die anderen Familienmitglieder und Gäste, die zum Essen eingeladen sind, werden dieses Umsteigen von salzig auf würzig schätzen, falls ihre Geschmacksnerven nicht schon zu sehr vom alltäglichen ›übersalzig‹ verdorben sind.

Gewürze – begehrte Luxusgüter

Heutzutage sind alle nur denkbaren exotischen Gewürze in jedem Lebensmittelgeschäft zu günstigen Preisen erhältlich. Kaum jemand vermag sich vorzustellen, daß Gewürze, die heute Selbstverständlichkeiten im Küchenalltag sind, einst begehrte und heiß umkämpfte Luxusgüter waren, deren Herkunft streng geheim gehalten wurde, und die Händlern und Zwischenhändlern unvorstellbare Gewinne bescherten. Handels- und Kolonialmächte haben erbittert um die Beherrschung der Gewürzmonopole gekämpft, und die Erforschung neuer Kontinente und Seewege ist auch dem Gewürzhandel zu verdanken.

Schon in der Antike wurden Gewürze in einem Atemzug mit Gold und Edelsteinen genannt und waren begehrte Beute und Tributzahlungen. Lange Zeit lag der Gewürzhandel in den Händen der Araber, die ihre kostbaren Waren aus Indien oder Indonesien bezogen. Mit den Kreuzzügen verstärkte sich die Gier der Europäer nach den wertvollen Spezereien, doch nur eine kleine Oberschicht konnte sich die Gaumengenüsse aus dem Orient leisten. Das Volk mußte nach wie vor mit einheimischen Gewürzen und Kräutern wie Knoblauch, Kümmel und Zwiebel vorlieb nehmen. Die Kaufleute aber wurden durch die begehrten Gewürze reich und bekamen den entsprechenden Spottnamen ›Pfeffersäcke‹. Die mächtigen Stadtrepubliken Venedig und Genua nahmen den Arabern das Gewürzmonopol ab und ließen sich in eigenen Handelsniederlassungen von Karawanen aus China und Indien beliefern. 1492 schließlich brach Christopher Columbus auf, um die sagenhaften Gewürzländer auf dem Seeweg zu finden. Er entdeckte Amerika – und neue Gewürze wie Vanille und Piment. Sechs Jahre später schließlich erreichte Vasco da Gama mit seinen Schiffen den indischen Subkontinent und sicherte Portugal den direkten Handelsweg zwischen Osten und Abendland. Der erfolgreiche Seefahrer brachte bei seiner Rückkehr im Jahr 1503 mit 13 Schiffen 5 Millionen Kilogramm Gewürze nach Portugal. Die von Portugal importierten Gewürze wurden von der Hanse in Mittel- und Nordeuropa weitervermittelt. So verdanken auch Hansestädte ihren Wohlstand zu einem großen Teil dem Gewürzhandel – und, wie in einem anderen Kapitel angesprochen, dem Salzhandel. Nach heftigen Kämpfen übernahmen Ende des 16. Jahrhunderts die Holländer die Vormachtstellung im ostasiatischen Raum und somit auch den Gewürzhandel. Im

Jahr 1607 eroberten sie die Molukken, die sogenannten Gewürzinseln. Als die Engländer im 17. Jahrhundert die starre Handelspolitik der Holländer brachen, wurde der Gewürzhandel im großen Stil aufgezogen, so daß immer mehr Waren zu immer günstigeren Preisen an den Verbraucher gelangen und sich immer mehr Menschen die orientalischen Köstlichkeiten leisten konnten. Gewürze und Kräuter, einst kostbar wie Gold, sind heute überall verfügbar und werden in jeder Küche der Welt verwendet.

Die faszinierende Welt des Schmeckens

Gewürze wirken vor allem durch ihren Gehalt an arttypischen ätherischen Ölen mit aromatischen, scharfen oder bitteren Geschmacksnuancen. Sie stammen aus Früchten und Samen (Paprika, Pfeffer, Vanille, Muskat, Senf, etc.), aus Blüten und Knospen (Nelken, Kapern), aus Rinde (Zimt), aus Wurzeln (Ingwer, Kurkuma, Sellerie), aus Zwiebeln (Knoblauch, Zwiebel) oder aus Blättern und Kräutern (Petersilie, Thymian, Lorbeerblätter etc.). Die letztere Gruppe wird auch Küchenkräuter genannt. Außerdem gibt es im Handel eine große Auswahl von Gewürzmischungen und Gewürzsoßen für eine Vielzahl von Anwendungen. Gute Köche stellen solche Mischungen und Soßen selbst her und entwickeln durch geduldiges Probieren oder das Befolgen alter Rezepte ihre eigenen, unvergleichlichen Geheimwürzen. So gibt es beispielsweise in Indien unzählige verschiedene Arten von Curry, einer Mischung, die aus 10 bis 20 unterschiedlichen Gewürzen besteht. Manche dieser Rezepte werden streng gehütet und nur im Familienkreis weitergegeben. Auch Kräutermischungen, wie beispielsweise die bekannten ›Kräuter der Provence‹ sind sehr beliebt. Auch sie lassen sich mit etwas Fingerspitzengefühl selbst komponieren. Das Experimentieren mit Gewürz- und Kräutermischungen ist ein wesentlicher Bestandteil der kreativen Küche. Es macht großen Spaß, mit den duftenden Pflanzenteilen umgehen zu lernen, sie selbst zu trocknen und zu mahlen und individuelle Kompositionen zusammenzustellen. Mittlerweile gibt es auch bei uns viele exotische Läden, die Gewürze und Kräuter führen, die uns bisher nur aus asiatischen Kochbüchern dem Namen nach bekannt waren.

Neben ihrer Eigenschaft, Speisen zu veredeln, erfüllen Gewürze wichtige Aufgaben im Organismus. Sie aktivieren die Absonderung von Speichel, Magen- und Darmsäften, regen den Appetit an und fördern die Verdauung. Die ätherischen Öle vieler Gewürzpflanzen haben zudem in der Heilkunde ihren festen Platz.

Im folgenden Gewürz-Telegramm wollen wir stichpunktartig auf die wichtigsten Gewürze und Kräuter und ihren Einsatz in der Küche eingehen. Nähere Tips für die Verwendung dieser Würzmittel finden Sie in jedem guten Kochbuch – oder durch Lust am Ausprobieren. Gute Kräuterbücher zeigen zudem die Verwendung von Kräutern und Gewürzen in der Naturheilkunde – ein interessantes Thema, das wir im Rahmen dieses Buches aber nicht abhandeln können.

Das Gewürz-Telegramm

Anis stammt aus dem östlichen Mittelmeerraum und ist ganz oder gemahlen erhältlich. Anissamen schmecken süßlich-würzig und vertragen sich wegen ihres eigenwilligen Geschmacks kaum mit anderen Gewürzen. Anis findet Verwendung in Gemüse (Rotkraut, Karotten, Kürbis) und Süßspeisen (Kompotte, Apfelmus, Pudding, Gebäck, Obstsuppen). In der Industrie wird Anis bei der Herstellung von Hustensaft und Likör eingesetzt.

Basilikum kam über Südasien, Indien und Persien zu uns und gedeiht auch im eigenen Kräutergarten oder im Blumentopf am Fensterbrett. Von dem herb-würzig duftenden und pikant schmeckenden Kraut werden Blätter und Samen verwendet. Basilikum kann sehr vielfältig verwendet werden, und zwar für Gemüse (Weißkraut, Erbsen, Linsen, weiße Bohnen, Gurken, Tomaten, Kohlrabi), Suppen, Salate, Fleisch, Fisch und diverse Soßen, Dressings und Essigkonserven. Die italienische Spezialität Tomaten mit Mozarella und Basilikum erfreut sich mittlerweile auch bei uns höchster Beliebtheit als Vorspeise oder leichtes Sommergericht.

Beifuß stammt aus Deutschland. Verwendet werden Wurzeln und Blätter, die geschnitten oder in Pulverform im Handel sind. Beifuß fördert die Fettverdauung und kommt in Suppen und Fleischgerichten zur Anwendung.

Bohnenkraut ist in Europa zu Hause. Da der starke Eigengeschmack der Blätter und Stengel dieses Krautes leicht die damit gewürzten Speisen übertönt, muß es sehr sparsam verwendet werden. Bohnenkraut, getrocknet oder gemahlen, findet Anwendung für Gemüse (Eintopf, Pilze, Gurken, Bohnen, Wirsing, Weißkraut, Rotkraut, Hülsenfrüchte), Suppen (Kartoffel-, Erbsen- und Bohnensuppe), Salate, Fisch, Geflügel.

Borretsch oder Gurkenkraut stammt aus dem Orient, ist aber mittlerweile auch bei uns heimisch. Das ein wenig nach Gurke, ein wenig nach Zwiebel schmeckende Gewürz, von dem die frischen Blätter oder auch die blauen Blüten verwendet werden, kommt in die Salatsoße und verträgt sich gut mit anderen Küchenkräutern. Weitere Verwendungsmöglichkeiten: Gemüse (Rotkraut, Weißkraut, Wirsing, weiße Bohnen, Gurken, Rohkost, Schwarzwurzel), Kartoffelsuppe, Salate, Soßen.

Cayenne-Pfeffer wird aus getrockneten, sehr scharfen Chilis oder Peperonis gemahlen und verleiht durch seine feurige Schärfe Gemüsegerichten, Suppen, Salaten, Fleisch, Fisch und einer Reihe anderer Speisen brennenden Pfiff.

Chili, die kleinen, scharfen Schoten, aus denen Cayenne-Pfeffer gemahlen wird, gibt es frisch und getrocknet. Sie sind ähnlich wie Cayenne-Pfeffer einsetzbar. Die sogenannten Chili-Pulver, die in milden, scharfen und sehr scharfen Varianten auf dem Markt sind, werden aus Cayenne-Pfeffer, Oregano, Paprika, Knoblauch, Nelken und anderen Gewürzen gemischt und passen für Gemüse, Suppen, Salate, Fleisch und Fisch. In den Küchen von Mexiko und Südostasien ist Chili als anregender Scharfmacher unentbehrlich. Manche der dort üblichen lokalen Gerichte sind wegen ihrer brennenden Schärfe für den Durchschnittseuropäer kaum genießbar.

Cumin – siehe Kreuzkümmel.

Curry ist eine Gewürzmischung aus Cumin, Kurkuma, Kardamon, Pfeffer, Chili, Ingwer, Piment, Erbsenmehl, Zimt, Nelken, Muskat, Koriander und anderen Gewürzen. In Indien gibt es viele verschiedene Curry-Mischungen, und wer gerne mit Gewürzen experimentiert, kann sich eine eigene Komposition zusammenstellen. Curry läßt sich in der Küche vielseitig für Fleisch, Fisch, Geflügel, Wild, Gemüse und Reisgerichte einsetzen, ein Zuviel dieses scharfen Gewürzes aber übertönt leicht den Eigengeschmack einer Speise. In vielen exotischen Gerichten und Soßen ist Curry ein unentbehrliches Ingredienz.

Dill gedeiht auch in heimischen Kräutergärten und wird frisch und getrocknet angeboten. Beim Trocknen und Kochen verliert dieses vielseitig verwendbare Küchenkraut allerdings den Großteil seines Aromas. Deshalb am besten frisch verwenden und erst vor dem Servieren auf die Speisen geben. Kohlrabi, Zucchini, Bohnen, Tomaten, Erbsen, Gurken, Kartoffeln, Suppen, Salate, Fleisch, Fisch, Soßen, Quarkspeisen erhalten durch Dill einen typischen frischen Geschmack.

Estragon kommt ursprünglich aus Sibirien, wächst nun aber auch in unseren Breiten. Blätter und Blütenspitzen werden frisch oder getrocknet angeboten. Karotten, Linsen, Tomaten, Gurken, Blumenkohl, Kartoffel- und Fischsuppen, verschiedene Salate, Fleischgerichte, gekochter Fisch und marinierter Hering sowie Marinaden, Soßen, Essigkonserven, Kräuterbutter und -essig (Estragonessig) lassen sich mit diesem Küchenkraut verfeinern.

Fenchel wurde schon von Griechen und Römern geschätzt. Die ganzen oder gemahlenen Fenchelkörner haben einen anisartigen, süßlichen Geschmack und eignen sich als Gewürz für Gurken, Sauerkraut, Salate, Karpfen, Gebäck, Soßen, Brot, Essigkonserven. Die Fenchelknollen lassen sich als Gemüse oder Salat zubereiten.

Garam Masala ist eine indische Gewürzmischung aus Koriander, Cumin, Ingwer, Pfeffer, Zimt, Piment, Kardamon, Lorbeerblättern, Nelken, Muskat und anderen Gewürzen, von der es wie bei Curry viele verschiedene Mischungen und Rezepturen gibt. Die fein zermahlene Mischung wird vor dem Servieren auf viele Speisen gestreut, um sie geschmacklich abzurunden.

Glutamat ist kein Gewürz, obwohl es im Handel in fast allen Gewürzregalen zu finden ist und zudem bei unzähligen Fertiggerichten verwendet wird. Glutamat ist das aus Pflanzeneiweiß gewonnene Natriumsalz der Aminosäure Glutaminsäure und dient als Geschmacksverstärker. Es ist der Hauptbestandteil vieler Würzmittel wie beispielsweise Fondor, Aromat etc. und wird gerne in Gaststätten, vor allem in chinesischen Restaurants eingesetzt. Viele Menschen reagieren überempfindlich auf Glutamat. Das durch Glutamat hervorgerufene sogenannte ›China-Restaurant-Syndrom‹ kann sich durch Kopfschmerzen, Taubheitsgefühl in Nacken, Armen und Beinen, Herzklopfen, Spannungen in Gesicht und Brust und Hautveränderungen äußern. Aus diesem Grund sollten wir Glutamat aus der Küche verbannen, zumal es bei gekonntem Einsatz wirklicher Gewürze unnötig ist. Außer Glutamat gibt es eine Reihe weiterer Geschmacksverstärker, die in einer gesunden Küche völlig unnötig sind.

Ingwer stammt aus Japan, China, Indien und Afrika. Er gelangt frisch, kandiert, getrocknet, gemahlen oder in Sirup eingelegt in den Handel. Mit Abstand am besten ist natürlich der frische Ingwer, der sich für Fleisch, Geflügel, Gebäck, Gemüsesuppen, Getränke, Kompott, Kürbis, Soßen und Beizen verwenden läßt.

Kalmus (Magenwurz, Ackerwurz, deutscher Ingwer, etc.) wächst an Sümpfen, Teichen und Flußufern und stammt ursprünglich aus Indien. Die aromatische Wurzel wird geschält, getrocknet und gemahlen verwendet, vor allem für Obstsuppen und Obstsalate. Der würzig-bittere Geschmack erinnert an den Geschmack von Ingwer.

Kardamon, ein Gewürz aus Ceylon und Südamerika, ist als ganze Körner oder gemahlen erhältlich, paßt für Backwaren, Obstspeisen, Marinaden und ist eine beliebte Zutat vieler Gewürzmischungen.

Kerbel wächst auch bei uns und wird roh verwendet. Beim Kochen verändert sich der Geschmack. Kerbel paßt für viele Gemüsesorten, Suppen, Salate, Fleisch, Fisch, Geflügel, Soßen, Eierspeisen, Kräuterbutter.

Knoblauch gilt für viele als König der Gewürze, während andere ihn im wahrsten Sinne des Wortes nicht riechen können. Diese kulinarische Köstlichkeit ist universal einsetzbar und sehr gesund. Fleisch, Fisch, Geflügel, Wild, Gemüsen, Salaten, Suppen, Brühen, Soßen, Fondues, Quarkspeisen und anderem verleiht Knoblauch die pikante Verfeinerung und den typischen, unvergleichlichen Geschmack. Zwar ist Knoblauch auch getrocknet oder als Pulver im Handel, von außerordentlicher Güte aber ist nur die frische Knoblauchzehe, welche die Fans dieses Zwiebelgewächses, das ursprünglich aus Ägypten stammt, sogar gerne roh essen.

Koriander stammt aus dem Mittelmeerraum und Kleinasien und wird in ganzen Körnern oder gemahlen angeboten. Paßt für Wirsing, Rohkost, Salate, Fleisch, Wild, Fisch, Soßen, Marinaden, Gebäck und Kompott.

Kresse (Brunnen- oder Gartenkresse) wird frisch für Salat, Suppen, Quark, Kräuterbutter und Kräutertunken, gekeimt als Rohkost, Brotbelag oder Beigabe zu verschiedenen Speisen verwendet.

Kreuzkümmel (Cumin) ist in Ostasien, Indien und im Mittelmeergebiet beheimatet und eine Hauptzutat für Currymischungen. Kartoffeln, Suppen, Reis- und alle scharf-pikanten Gerichte lassen sich mit dieser Kümmelart verfeinern.

Kümmel ist ein einheimisches Gewürz, das sich wegen seines starken Eigengeschmacks kaum mit anderen Gewürzen verträgt. Trotzdem sind die ganzen Körper oder das Pulver vielseitig für Fleisch, Fisch, Geflügel, Gemüse, Gebäck, Quark, Käse, Kartoffeln und Brot verwendbar, nicht zuletzt deshalb, weil Kümmel nicht nur würzt, sondern die Speisen auch bekömmlicher macht.

Kurkuma (Tumeric, Gelbwurzel) ist ein gelbes Pulver, das aus dem Wurzelstock des staudigen Gewächses hergestellt wird und manchmal indischer Safran genannt wird. Seine Heimat ist Südostasien, und es kommt in dortigen Gewürzmischungen (Curry) vor. Das stark lichtempfindliche Gewürz (dunkel aufbewahren) paßt für Fleisch, Soßen, Beizen, Eierspeisen und Gemüse.

Laos ist ein frisch oder getrocknet gemahlener Wurzelstock mit pikant säuerlichem Duft und scharfem, prickelnden Geschmack. Dieses ostasiatische Gewürz wird bei der Zubereitung vieler indischer und indonesischer Gerichte verwendet, paßt aber auch zu Kartoffelsuppe, Braten, Heringen und Salaten.

Lavendel wächst in Südeuropa und wird frisch oder getrocknet angeboten. Neben seiner hauptsächlichen Verwendung für Seifen und Kosmetika paßt Lavendel in vorsichtiger Dosierung auch für Fleisch, Gemüse, Salat, Eintopf, Kräutersoßen und Fischsuppen.

Liebstöckl (Maggikraut) gibt es frisch oder getrocknet. Blätter und Stengel werden verwendet und eignen sich für Spinat, Kohlrabi, Rohkost, Suppen, Grünen Salat, Fleisch, Fisch, Brühen, Kräuterbutter und Kräutersoßen. Sehr geschmacksintensiv, daher sparsam verwenden.

Löffelkraut wird frisch verwendet (Blätter und Blüten), und zwar hauptsächlich für Salate.

Lorbeer, zu Kränzen geflochten, ist das Zeichen für Ruhm, Ehre und Sieg. Die Blätter dieser aus Kleinasien stammenden Pflanze aber sorgen bei vielen Gerichten für die rechte Würze. Karotten, Auberginen, Eintopf, Sauerkraut, Suppen, Fischsalate, marinierte Heringe, Krabben und Krebse, Geflügel, Wild, Brühen, Soßen, Marinaden, Essigkonserven und anderes läßt sich mit Lorbeer verfeinern. Allerdings muß dieses geschmacksintensive Gewürz sehr sparsam verwendet werden.

Majoran gibt es gerebelt und gemahlen. Ursprünglich in Nordafrika daheim, gedeiht er heute auch bei uns. Kartoffel- und Bohnensuppen, Eintopf, Erbsen- und Kartoffelsalate, Fleischgerichte, Geflügel, Wild, Innereien, Marinaden und Soßen sowie verschiedene Kartoffelgerichte verdanken ihren feinen Geschmack diesem Küchenkraut, das sich allerdings kaum mit anderen Gewürzen verträgt.

Meerrettich, ein scharf-würziges Wurzelgemüse aus unseren Landen, ist frisch oder schon zubereitet (in Gläsern oder Tuben) im Handel. Bevorzugen Sie auf jeden Fall den frischen, denn der tischfertig zubereitete Meerrettich ist oft mit Schwefeldioxid gebleicht. Meerrettich paßt zu Fisch, Fleisch, Salat, Fischsuppen, Soßen, Quark, Mayonnaisen, Essigkonserven und ist als Apfel- oder Sahnemeerrettich eine schmackhafte Beigabe.

Melisse (Zitronenmelisse, Zitronenkraut) stammt ursprünglich aus dem Orient. Die würzig schmeckenden Blätter duften beim Zerreiben nach Zitrone. Das durchdringende Aroma der bei uns wachsenden Melisse, aus der übrigens auch der bekannte Melissengeist hergestellt wird, verträgt sich zwar mit anderen Gewürzen, sollte aber sehr vorsichtig verwendet werden. Junge Melissenblätter, frisch oder getrocknet, passen zu Gemüse, Salaten, Fleisch, Fisch, Milch- und Eierspeisen, Saucen und Obstsuppen. Außerdem ergeben sie einen wohlschmeckenden Tee.

Muskat ist ein Gewürz aus den Tropen. Verwendbar sind die kleinen Nüsse, die man am besten selbst reibt, oder die getrockneten Samenmantel (Macis). Muskat verfeinert zahlreiche Gemüsegerichte, Salat, Gebäck, Suppen, Fleischbrühen, Kartoffel-, Reis-, Teigwaren, Käsegerichte, Eierspeisen.

Nelken stammen von den Molukken und aus Madagaskar. Sie sind ganz oder gemahlen erhältlich und passen zu einer Reihe von Süßspeisen (Kompotte, Obstsalate, Puddings, Gebäck, Obstsuppen) sowie zu Fleisch, Fisch und Gemüse. Auch in Glühwein und Essigkonserven sorgen ganze Nelken für feinen Geschmack.

Oregano ist wildwachsender Majoran und in Italien eine Art ›Nationalgewürz‹, das Fisch, Fleisch, Geflügel, Gemüse, Salat, Gemüsesuppen, Eier- und Käsegerichte, Pizza und anderes geschmacklich verfeinert. Oregano ist gerebelt und in Pulverform (Dost) im Handel.

Paprika, ein ›milder‹ Verwandter der Chilis, wird in Südeuropa als Gemüse und Gewürz angebaut. Das Gewürz Paprika ist getrocknet und gemahlen im Handel, und zwar in fünf Schärfegraden von mild bis scharf: Delikateß-, Edelsüß-, Halbsüß-, Rosen- und Scharfpaprika. Paprika läßt sich universal für zahlreiche Gemüse, Suppen, Salate, Fleisch, Fisch, Soßen, Eier-, Käse- und Quarkgerichte verwenden.

Petersilie, frisch oder getrocknet, ist ein Universalgewürz aus Großmutters Küche, das reichlich und bedenkenlos verwendet werden kann. Blattpetersilie hat glatte oder krause Blätter – die glatten Blätter schmecken würziger –, Petersilienwurzeln ergeben ein wohlschmeckendes Gemüse. Fleisch, Fisch, Gemüse, Gemüsesuppen, Salate, Brühen, Kräuterbutter, Eier- und Kartoffelgerichte können mit Petersilie, am besten natürlich mit frischer aus dem eigenen Kräutergarten, gewürzt werden.

Pfeffer wächst in Indonesien, Ceylon, an der Malabarküste und in Brasilien; er wurde von Alexander dem Großen als wertvolles und rares Handelsgut in die Mittelmeerländer mitgebracht. Heute steht dieses Universalgewürz neben Salz in paarweisen Streuern auf nahezu jedem Küchentisch. Es sind mehrere Sorten als ganze Körner oder gemahlen im Handel: Schwarzer Pfeffer stammt von den ungeschälten, unreifen Beeren. Weißer Pfeffer stammt vom Kern der reifen Beeren. Grüner Pfeffer sind unreife, konservierte Beeren. Pfeffer läßt sich für alle Speisen, außer Süßspeisen, verwenden und sollte am besten bei Gebrauch frisch in der Pfeffermühle vermahlen werden.

Pfefferminze, frisch oder getrocknet, ergibt nicht nur, wie alle Minzarten, einen schmackhaften Tee, sondern wird auch bei der Herstellung von Bonbons, Likör, Zahnpasta, etc. verwendet. In der Küche kommt dieses aus China und Japan stammende Kraut bei Gemüsegerichten, Obst- und Gemüsesalaten, Kräuterbutter, Mintsoßen und Fleischgerichten zum Einsatz.

Piment kommt aus Mittelamerika und der Karibik. Er wird wegen seines nelkenähnlichen Geruchs auch Nelkenpfeffer genannt. Die ganzen Körner werden für Soßen, Beizen, Marinaden verwendet, gemahlenes Piment paßt zu Gemüse, Salaten, Fisch, Fleisch, Obstsalaten, Kompotten, Süßspeisen und Gebäck. Piment harmonisiert sehr mit Duft und Geschmack von Gewürznelken, Muskat und Zimt.

Pimpinelle kam aus dem mediterranen Bereich zu uns. Sie wächst im Garten oder im Blumentopf. Auch an niedrigen Stauden, auf Wiesen und Wegrainen findet man die kleinen rosa Blüten, die auch Bibernelle genannt werden. Zum Würzen wird die dicke, weiße Wurzel verwendet. Pimpinelleblätter passen zu Kartoffel- und Gemüsesuppen, zu Salaten und zu manchen Fischgerichten.

Portulak wächst in Vorderasien wild, bei uns nur im Garten. Die fleischigen Blätter lassen sich als Salat oder Spinat zubereiten, feingehackt paßt Portulak zu grünen Salaten, Gemüsesuppen, Kräuter- und Tomatensoßen.

Quendel heißt auch Feldthymian oder Wilder Thymian und wird wie Thymian verwendet, würzt aber nicht so intensiv wie dieser.

Rosmarin stammt aus dem Mittelmeergebiet, ist frisch, getrocknet, geschnitten oder als Pulver verfügbar. Er stellt ein ideales Gewürz für viele Gemüse, Suppen, Salate, Fleisch, gekochten Fisch, Kartoffelgerichte, Eierspeisen, Fleischbrühen dar.

Safran, ein orientalisches Gewürz aus den Blütennarben einer Krokuspflanze, wird als das teuerste Gewürz der Welt bezeichnet. Safran färbt die Speisen gelblich und wird vor allem für Kuchen, Kekse und Süßspeisen verwendet, aber auch für Fleischbrühen, Suppen, Reisgerichte und Spargelsalat.

Salbei ist ein bekanntes Würz- und Heilkraut, das sich, aus Südeuropa und Vorderasien stammend, über Mitteleuropa bis nach Nordamerika verbreitete. Fleisch, Geflügel, Wild, Innereien,

Fisch, Gemüse, Eierspeisen, Grüner Salat, Reis, Teigwaren und Aufläufe lassen sich mit dem herb-würzigen Salbei verfeinern, der sich übrigens gut mit Rosmarin verträgt.

Sauerampfer wächst überall in Mitteleuropa. Die Blätter werden nur frisch verwendet und zwar für Rohkost, für Kartoffel- und Fischsuppen, für Salate und Soßen. Er kann auch im Kräutergarten angebaut werden. Nicht von gedüngten Wiesen sammeln.

Schnittlauch ist über Asien und Europa verbreitet und kann nur roh verwendet werden. Fein gehackt paßt er für Suppen, Salate, Rindfleisch, Brühen, Soßen, Kartoffel- und Eiergerichte, Kräuterbutter und Kräuterquark.

Sellerie ist vielseitig verwendbar: Knollen- und Bleichsellerie ergeben eine feine und gesunde Rohkost, werden gekocht als Gemüsebeilage gereicht oder in Brühen und Suppen mitgekocht. Sellerieblätter passen zu Rohkost und Salaten, Kartoffelsuppen und Eintopf, Fleisch, Fisch und Geflügel, Brühen, Marinaden, Beizen, Eierspeisen und Quark.

Senf wird in ganz Europa angebaut. Die Senfsamen werden gemahlen als Würze verwendet oder zu Speisesenf weiterverarbeitet. Die ganzen Samen werden zum Beizen und Pökeln gebraucht sowie für zahlreiche Essigkonserven. Der pastenförmige Speisesenf, der in vielen Geschmacks- und Schärfevarianten erhältlich ist (süß, mittelscharf, scharf, mit Kräutern, Gewürzen, etc.), ist eine Zubereitung aus verschiedenen Gewürzen wie Pfeffer, Muskat, Meerrettich, Essig und eignet sich zur Verfeinerung vieler Speisen. Vor allem Salat- und Rohkostdressings lassen sich mit Senf sehr pikant und schmackhaft zubereiten, aber auch für Gemüse, Suppen, Soßen und Fleisch paßt Speisesenf.

Sesamsamen gehören zu den ältesten Gewürzen der Welt. Sesam stammt aus Indien, China, Sudan und Mexiko. Er wird vor dem Gebrauch geröstet und verfeinert Gemüse, Süßspeisen, Fleisch und Geflügel. In der Naturkostküche ist das sogenannte Gomasio – eine Mischung aus Sesam und Meersalz – ein Universalgewürz, das aber wegen des Kochsalzgehaltes nur sparsam eingesetzt werden sollte.

Trüffel, schon von den alten Römern geschätzt, sind eine teure Luxusspeise, die auch als ›Diamanten der Küche‹ bezeichnet wird. Das pilzähnliche Gewächs, von dem es verschiedene, von Feinschmeckern streng unterschiedene weiße und schwarze Sorten gibt, wird meist von dressierten Hunden und Schweinen aufgespürt. Der strenge, unvergleichliche Geruch von Trüffeln läßt jedem Gourmet das Wasser im Mund zusammenlaufen.

Thymian wächst im Mittelmeergebiet, kann aber auch bei uns im Kräutergarten angebaut werden. Verwendet werden Blüten und Blätter, die es frisch oder getrocknet zu kaufen gibt. Thymian paßt zu vielen Gemüsen, Suppen, Salaten, Fleisch- und Geflügelgerichten, Fisch, Kartoffelgerichten, Soßen und Brühen. Wegen des durchdringenden Aromas sollte Thymian sparsam verwendet werden. Lorbeer, Rosmarin, Muskat und Salbei harmonieren gut mit Thymian, mit Majoran sollte er besser nicht kombiniert werden.

Vanille stammt aus Südamerika und ist als ganze Schote oder gemahlen im Handel. Vanille ist ein Universalgewürz bei Süßspeisen – Obstsuppen, Kompotte, süße Aufläufe, Puddings, Kaltschalen, Eiscreme, Gebäck, Milchmixgetränke und vieles mehr erhält durch Vanille ein unverwechselbares Aroma. Nicht verwechseln darf man echte Vanille mit künstlichen Vanillearomen oder Vanillezucker. Doch schon der Preis schließt eine Verwechslung aus: Echte Vanille ist ein teures Gewürz, sollte den Nachahmungen aus der Retorte aber in jedem Fall vorgezogen werden.

Wacholder gibt es getrocknet als ganze Beeren oder gemahlen. Die Wacholderbeeren sind die reifen Früchte eines immergrünen Nadelstrauches, der in ganz Europa vorkommt. Die ganzen Beeren passen zu Rot-, Weiß- und Sauerkraut sowie zu Fischsud, Fischmarinaden und Wildbeizen. Die gemahlenen Beeren werden für Fleisch-, Geflügel- und Wildgerichte sowie für Rote-Bete- und Rohkostsalate verwendet. Beim Einkauf sollte man auf große, gleichmäßig reife Beeren achten, die nicht eingeschrumpft sein dürfen.

Ysop stammt aus Mitteleuropa. Es werden die zarten frischen Blätter verwendet, und zwar für Tomaten und Rohkost, Bohnen- und Kartoffelsuppe, Pasteten und Kartoffel- und Selleriesalate. Ysopblätter gibt es auch getrocknet.

Zimt ist in zwei Sorten im Handel: der edle Ceylonzimt (Caneel), der aus der Rinde des Zimtlorbeerbaumes gewonnen wird, und der gröbere chinesische Zimt oder Cassiazimt, der von Zimtsträuchern stammt. Neben dem handelsüblichen Stangenzimt kann auch die Zimtblüte zum Würzen verwendet werden. Zimt eignet sich für viele Süßspeisen und Gebäcksorten, aber auch für Fisch- und Geflügelsud und manche Fleischgerichte.

Zitrusfrüchte. Hier werden die Schalen oder der Saft als Gewürz verwendet. Wild, Salate, Soßen, Mixgetränke, Obstsalate, Gebäck und Süßspeisen lassen sich mit Zitrusfrüchten verfeinern, doch dürfen nur unbehandelte Schalen verwendet werden. Viele handelsübliche Zitrusfrüchte sind mit chemischen Oberflächenbehandlungsmitteln wie Diphenyl und anderen behandelt, was ihre Schale genußuntauglich macht.

Zwiebeln sind ein Universalgewürz für alle Speisen außer Süßspeisen. Es sind viele Sorten erhältlich, darunter auch nahe Verwandte der Küchenzwiebel, wie Schalotten, Perlzwiebeln, Frühlingszwiebeln und Lauch. Am besten sind natürlich frische Zwiebeln, doch es werden auch geröstete, getrocknete und gemahlene Zwiebeln angeboten.

Natürlich konnten wir in diesem Gewürztelegramm nur die wichtigsten Gewürze aufzählen. In Spezialgeschäften steht darüber hinaus eine große Auswahl an orientalischen Gewürzen zur Verfügung, die das Geheimnis so mancher exotischer Köstlichkeit ausmachen. Doch auch viele heimische Pflanzen, die wir hier nicht erwähnen konnten, lassen sich als schmackhafte Gewürze entdecken.

Vom rechten Umgang mit Gewürzen

Neben der Empfehlung, Speisen nicht zu überwürzen, um ihren Eigengeschmack nicht zu übertönen, gibt es einige einfache praktische Tips für den Umgang mit Gewürzen und Kräutern:

- Bevorzugen Sie bei Küchenkräutern immer frische Ware. Am besten ist natürlich der eigene Kräutergarten, der auch auf der Fensterbank einer Etagenwohnung seinen Platz finden kann. Frische Kräuter sind den getrockneten oder pulverisierten in jedem Fall vorzuziehen.
- Wie bei allen Lebensmitteln sollte man auch bei Gewürzen die am wenigsten industriell bearbeitete Ware bevorzugen, beispielsweise ganze Pfefferkörner zum Selbermahlen in der Pfeffermühle statt gemahlenen Pfeffer, oder ganze Zimt- und Vanillestangen statt gemahlener Produkte. Frische Ware enthält mehr an wertbestimmenden ätherischen Ölen.
- Ein Porzellanmörser zum Zerstoßen und Vermischen von Gewürzen gehört in jede gute Küche.
- Durch zu langes und unsachgemäßes Lagern verlieren Gewürze rasch ihr Aroma. Bewahren Sie Gewürze luftdicht verschlossen und vor Licht geschützt auf, am besten in dunklen Gläsern. Lagern Sie Gewürze kühl und dunkel. Gemahlene Gewürze verlieren ihr Aroma schneller als grob gerebelte oder ganze. Kaufen Sie nur kleine Mengen.
- Auch durch starkes Kochen verlieren Gewürze ihr Aroma.
- Leider sind Gewürze und Kräuter wie die meisten unserer Lebens- und Nahrungsmittel mit Schadstoffen, z. B. Schwermetallen und Rückständen von Pflanzenbehandlungsmitteln belastet. Ein Großteil der importierten Gewürze wird außerdem zur Konservierung radioaktiv bestrahlt. Unnatürliche Farbintensität deutet auf bestrahlte Ware hin. Durch die geringen Mengen der Würzmittel, die zur Zubereitung unserer Speisen benötigt werden, fällt die Schadstoffbelastung aber kaum ins Gewicht.

- Im Handel wird eine Menge an fertigen Gewürzmischungen angeboten. Besser ist es, sich solche Mischungen nach eigenem Geschmack aus frischen Zutaten selbst herzustellen.

Tischfertige Würzsoßen Bequemlichkeit beim Würzen versprechen die zahlreichen tischfertigen Würzsoßen, welche die Regale der Lebensmittelgeschäfte füllen. Ein Schuß Tomatenketchup, Maggi oder Grillsoße ersetzt in vielen Fällen die hohe Kunst des Würzens und sorgt für einen groben Einheitsgeschmack, vor dem jeder Feinschmecker die Nase rümpft. In einer kreativen Küche haben solche Würzsoßen, auch wenn sie mit exotisch und appetitlich klingenden Namen werben, keinen Platz. Doch nicht nur aus geschmacklichen Gründen sollte man auf diese Fertigwürzen verzichten. Viele der handelsüblichen Würzsaucen enthalten eine Reihe bedenklicher Zutaten, zum Beispiel große Mengen des gesundheitsschädlichen Fabrikzuckers (Tomatenketchup besteht zu gut 50% aus Fabrikzucker) oder Farbstoffe, Konservierungsmittel, Bindemittel, Glutamate und andere ›Zutaten‹ aus den Chemielabors der Nahrungsmittelindustrie. Natürlich ist auch Kochsalz oft mit von der Partie. Das typisch deutsche Würzaroma ›Maggi‹, das von verschiedenen Firmen nach dem gleichen Verfahren produziert wird und das in unzähligen Fertigprodukten – auch in Reformhauskost – enthalten ist, muß sich den Vorwurf gefallen lassen, daß beim Herstellungsverfahren die krebserregende Substanz Dichlorpropanol (DCP) und das fruchtbarkeitshemmende Monochlorpropandiol (MCPD) entstehen. Da solche Würzmittel in der gesunden Vollwerternährung nicht zu empfehlen sind, haben wir auf eine nähere Beschreibung im kleinen Gewürz-ABC verzichtet.

Wenn Sie trotzdem Fertigwürzen in Ihrer Küche verwenden wollen, achten Sie beim Einkauf streng auf die Zutatenliste und verzichten Sie auf Produkte mit hohem Zuckergehalt und Beimengung von Lebensmittelzusatzstoffen. Die tischfertigen Würzmittel lassen sich meist in besserer Qualität selbst herstellen.

ESSEN IST LEBEN

Praktische Grundlagen gesunder Ernährung

Den engen Zusammenhang von Ernährung und Gesundheit bzw. Krankheit haben wir in den vergangenen Kapiteln deutlich herausgearbeitet. Im Vordergrund unserer Untersuchungen stand das Kochsalz, seine Rolle in unserer Ernährung und seine Wirkung auf den menschlichen Organismus. Durch das Reduzieren unseres Kochsalzkonsums können wir wesentliche Risikofaktoren für ernährungsabhängige Krankheiten ausschalten. Doch die Verringerung des Salzverzehrs ist nur ein Schritt von vielen auf dem Weg zu einer besseren und gesünderen Lebens- und Ernährungsweise.

Ernährung ist etwas Ganzheitliches, ein komplexes Mosaik, das sich aus vielen Teilchen zusammensetzt. Um zu einer gesunden Ernährungsweise zu kommen, genügt es nicht, nur ein einzelnes risikoreiches Nahrungs- oder Genußmittel vom Speiseplan abzusetzen – Kochsalz etwa oder Fabrikzucker –, sondern wir müssen unsere gesamte Ernährungsweise einer kritischen Betrachtung unterziehen und in vielen Bereichen klare Konsequenzen ziehen.

Aus diesem Grund wollen wir in diesem abschließenden Kapitel Einblick gewinnen in die Ganzheit gesunder Ernährung, in die Grundprinzipien der sogenannten Vollwertkost. Auf diese Weise wird auch das Thema Salz in einen ganzheitlichen Rahmen gestellt. Natürlich reicht der Raum in diesem Buch nur aus, um Grundzüge zu umreißen und einige wesentliche Tips und Ratschläge zu vermitteln. Wer gründlich und umfassend in das ebenso komplexe wie lebenswichtige Gesamtthema Ernährung einsteigen möchte, dem sei unser Buch ›Bewußt essen – Der Leitfaden der gesunden Ernährung‹ (Veritas Verlag) empfohlen, in dem die Gesamtheit der Ernährung, von den theoretischen Grundlagen über die einzelnen Warengruppen bis zu den Konsequenzen unseres Ernährungsverhaltens ausführlich dargelegt wird.

Was ist gesunde Ernährung?

Die Definition einer gesunden Ernährungsweise ist ganz einfach. An fünf Grundsätzen läßt sich ermessen, ob eine Ernährungsweise gut und gesund ist.

1. Der Brennwert der Nahrung (gemessen in Kalorien oder Joule) muß dem tatsächlichen, individuellen Energiebedarf des Körpers entsprechen. Das heißt, wir dürfen nicht zu viel, aber auch nicht zu wenig essen.

2. Alle lebensnotwendigen Bausteine der Nahrung – Eiweiß, Kohlenhydrate, Fette, Faserstoffe (frühere Bezeichnung: Ballaststoffe) und Wasser müssen dem Körper in der optimalen Menge, in hochwertiger Qualität und im richtigen Verhältnis zugeführt werden.

3. Die bestmögliche Versorgung mit allen Vitalstoffen – Vitamine, Mineralstoffe, Spurenelemente, Enzyme, etc. – muß durch qualitativ hochwertige Nahrungsmittel mit einem hohen Anteil an Rohkost sichergestellt sein.

4. Die Belastung der Nahrung durch Gifte, Schadstoffe, Lebensmittelzusatzstoffe, Radioaktivität und andere nachteilige Faktoren muß durch die richtige Qualitätsauslese unserer Nahrungsmittel auf ein Minimum reduziert werden.

5. Unsere Nahrung muß angenehm sättigen, gut bekommen, abwechslungsreich sein und ausgezeichnet schmecken. Freude wie Genuß am Essen gehören ebenso zu einer gesunden Mahlzeit wie streßfreies Zubereiten, Kochen mit Liebe und eine positive innere Lebenseinstellung.

Vollwert ist wertvoll

Eine Ernährungsweise, die den obigen Anforderungen entspricht, trägt zu Recht den Namen ›Vollwerternährung‹, denn sie erschließt uns den vollen Wert der Nahrung. Ein weiterer Aspekt der Vollwertkost ist ihre völlige Individualität. Ernährung läßt sich nicht in starre Gesetze und Regeln pressen, die gleichermaßen auf alle Menschen anwendbar sind. So, wie jeder von uns ein von allen anderen Menschen verschiedenes Individuum ist, so ist auch die Ernährungsweise, die uns gesund erhält, etwas Individuelles. Allein der Bedarf an Nahrungsenergie ist durch viele individuelle Faktoren, wie Körperbau, Konstitution, Alter, Gesundheitszustand, Beruf, sportliche Aktivitäten, Belastung durch Umweltgifte, Klima, Arzneimittel-Wechselwirkungen, Genußmittelverbrauch, psychische Verfassung und andere bestimmt. Das gleiche gilt für den Bedarf an Vitaminen und Mineralstoffen. Alle Angaben über Mindest- und Höchstwerte, alle Empfehlungen und Regeln betreffen bestenfalls einen Durchschnittswert. Denn die vitaminhaltigsten Nahrungsmittel nützen kaum etwas, wenn die Aufnahme der Vitamine durch eine von langjähriger Fehlernährung gestörte Verdauungsfunktion behindert oder unmöglich gemacht wird, wie das bei vielen Menschen heutzutage der Fall ist. Auch die Verträglichkeit von Nahrungsmitteln ist vollkommen individuell.

Aus diesem Grund versagen viele der zahllosen Diätformen und Eßreligionen, die heute unter vielen schillernden Namen und mit teilweise unhaltbaren Versprechungen für Gesundheit und Lebensqualität angepriesen werden. Sie lassen die Individualität des Menschen außer acht. Der Fanatismus und die Engstirnigkeit von Gesundheitsaposteln und Sektierern hat in einer gesunden Vollwertkost keinen Platz.

Auch die klassische Ernährungswissenschaft, die unsere Ernährung auf ein Rechenexempel mit Kalorien, chemischen Grundbausteinen, Tabellenwerten und Grenzwerten herabgewürdigt hat, hat den Sinn für die Ganzheit und Individualität des Lebens verloren. Nahrung ist Leben, und Leben als ein Ganzes ist weit mehr als die Summe wissenschaftlich analysierbarer Teile. Die chemischen Bestandteile eines Apfels, in einem Reagenzglas zusammengemixt, ergeben ein Gebräu, das nicht die geringste Ähnlichkeit mit einem baumgereiften Apfel aufweist.

Vollwerternährung hingegen läßt sich auf die individuellen Bedürfnisse und Voraussetzungen abstimmen und legt großen Wert auf Ganzheitlichkeit. Sie ist eng vernetzt mit allen Aspekten unseres Daseins, mit unserer Gesundheit ebenso wie mit unserer Lebensfreude und Lebensqualität. Sie ist flexibel und läßt sich von jedermann, ob Single oder große Familie, auf persönliche Art und Weise in die Praxis umsetzen.

Wege zu einer besseren Ernährung

Obwohl Gesundheit und Ernährung eine völlig individuelle Angelegenheit sind, lassen sich gewisse Grundprinzipien herausarbeiten, die auf dem persönlichen Weg zu einer besseren Ernährung weiterhelfen. Die Tatsache beispielsweise, daß gewisse denaturierte Nahrungsmittel, wie Fabrikzucker, Auszugsmehle, Fabrikfette und andere, wesentlich zur Entstehung ernährungsbedingter Krankheiten beitragen, läßt sich durchaus als allgemeingültig ansehen. Zwar verträgt und verwertet jeder diese gesundheitsgefährdenden Nahrungsmittel gemäß seiner Konstitution und Empfindlichkeit anders, doch führt ein Zuviel davon früher oder später fast immer zu Krankheit. Die Erkenntnisse der Vollwerternährung stehen nicht im Widerspruch zu den Ergebnissen der modernen Ernährungswissenschaft, sondern unterstreichen die Resultate der Forschung.

Die Grundregeln der Vollwert-Praxis sind einfach:

- Vollwerternährung oder Vollwert-Mischkost besteht vorwiegend aus pflanzlichen Lebensmitteln. Vollkorngetreide und Produkte daraus sowie Obst und Gemüse spielen eine große Rolle, ebenso Milch und Milchprodukte, und, unter gewissen Voraussetzungen, Fisch. Fleisch und Eier hingegen stehen nur gelegentlich auf dem Speiseplan.
- Die Lebensmittel werden so wenig wie möglich bearbeitet, da bei der Verarbeitung wertvolle Vitalstoffe verlorengehen. Der volle Wert der Nahrung findet sich nur in möglichst naturbelassenen, bzw. schonend zubereiteten Nahrungsmitteln. ›Die Nahrung sollte so natürlich wie möglich sein‹, ist eine Grundregel der Vollwertkost. Viele Produkte der modernen Nahrungsmittelindustrie erfüllen diesen Qualitätsanspruch nicht und haben in der Vollwert-Mischkost nur einen sehr geringen Stellenwert. Trotz hoher Nährstoffdichte (viel Kalorien) haben sie nur einen kurzfristigen Sättigungswert und geringe Vitalstoffgehalte.
- Die Lebensmittel müssen von hochwertiger Qualität sein. Wir werden später im einzelnen auf Qualitätskriterien bei unserer Nahrung eingehen.
- Rohkost spielt in der Vollwerternährung eine wichtige Rolle, denn in der rohen, frischen Kost sind Nähr- und Vitalstoffe unvermindert und unverändert enthalten. Die Vollwert-Mischkost besteht zu etwa einem Drittel aus roher, unerhitzter Frischkost (Obst, manche Gemüse, Frischkorn, Nüsse, etc.) und zu zwei Dritteln aus erhitzten Nahrungsmitteln. Die Zubereitung dieser erhitzten Nahrungsmittel sollte so schonend wie nur möglich erfolgen, um die Nähr- und Vitalstoffe weitgehend zu erhalten.
- Vollwerternährung setzt Bewußtheit und Sachkunde bei Einkauf und Zubereitung von Lebensmitteln voraus. Diese Bewußtheit betrifft aber nicht nur den Bereich der Ernährung, sondern auch gesundheitliche, ökologische und andere Hinter-

gründe unserer Ernährungsweise. Bewußt essen bedeutet auch ein Stück Bewußtsein über sich selbst und die Welt und kann ein Schritt sein zu einer umfassenden gesteigerten Lebensqualität, die alle Bereiche des Lebens einschließt.

Die Qualität der Nahrung

Von wesentlicher Bedeutung bei der Vollwerternährung ist die Qualität der Nahrungsmittel, die wir einkaufen und zu uns nehmen. Jedes Essen ist nur so wertvoll und so gesund wie die dafür verwendeten Rohwaren und die Art, wie diese Rohwaren zubereitet werden.

Wir können Nahrungsmittel nach vier grundlegenden Kriterien betrachten, um ihre Qualität zu beurteilen:

1. Vollwertigkeit. Bei diesem Qualitätsmerkmal geht es um den Gehalt an maßgeblichen, wertbestimmenden Inhaltsstoffen, wie Vitamine, Mineralstoffe, Spurenelemente, Faserstoffe, Enzyme, essentielle Fettsäuren und Aminosäuren und andere. Diese sogenannten Vitalstoffe geben der Nahrung Leben und sind hauptsächlich in frischen, rohen und unbehandelten Lebensmitteln enthalten.

Beispiel: Ein frisch gepflückter Apfel erfüllt den Anspruch der Vollwertigkeit in einem hohen Maße, gezuckertes Apfelmus aus Glas oder Dose genügt den Anforderungen von Vollwertigkeit dagegen kaum. Ebenso ist unbehandelter brauner Vollwertreis ein Exempel für Vollwertigkeit, während der geschälte weiße Reis einen Großteil seines natürlichen Wertes an Vitalstoffen bei der industriellen Verarbeitung verloren hat.

2. Naturbelassenheit. Die Forderung der Vollwertkost: »Die Nahrung sollte so natürlich wie möglich sein«, findet in diesem Qualitätsmerkmal ihre Entsprechung. Je mehr ein Nahrungsmittel bearbeitet wird (zerkleinert, erhitzt, konserviert, vermischt, präpariert etc.), desto mehr verliert es an seiner ursprünglichen

Qualität, da durch die Bearbeitung zwangsläufig sein Gehalt an Vitalstoffen abnimmt. In vielen Fällen verliert ein Nahrungsmittel nicht nur die Vitalstoffe – bei der Bearbeitung kommen sogar noch meist unerwünschte Zusatzstoffe wie Konservierungsmittel, Farbstoffe, Konditionierungsmittel und andere heute übliche chemische Zusätze dazu.

Freilich gibt es eine Reihe von Lebensmitteln, die nur im bearbeiteten Zustand genießbar sind, zum Beispiel Kartoffeln, Hülsenfrüchte, und es gibt viele Nahrungsmittel, die erst durch entsprechende Bearbeitung entstehen, zum Beispiel Öle, Butter, Milchprodukte etc., doch gilt die Forderung nach Naturbelassenheit auch für sie. Eine frisch gekochte Kartoffel beispielsweise ist ein wertvoller Bestandteil der Vollwertkost, während Kartoffelpüree aus der Packung ein industriell bearbeitetes Nahrungsmittel darstellt, das in der gesunden Küche nicht zu empfehlen ist. Bei allen Warengruppen gibt es Produkte in allen Abstufungen der Bearbeitung.

Im Sinne der Qualitätsprinzipien der gesunden Vollwerternährung sollten wir die Erzeugnisse wählen, die so wenig wie möglich bearbeitet wurden.

3. Frische. Wird bei Nahrungsmitteln auf die üblichen Konservierungsmethoden verzichtet, kann es zu mikrobiellen Verunreinigungen und Verderb kommen. Bakterien, Schimmel, Pilze und andere Kleinstlebewesen verursachen diese Qualitätsminderung, die sich in fortgeschrittenen Fällen sogar gesundheitsgefährdend und tödlich auswirken kann. So gehören beispielsweise die Aflatoxine, die von manchen Schimmelpilzen erzeugt werden, zu den stärksten Giften, die in der Natur vorkommen. Sie zählen zu den schlimmsten Krebserregern, die heute bekannt sind. Auch Salmonellen führen jedes Jahr zu Tausenden von Vergiftungen, von denen einige Fälle tödlich enden. Von solchen und ähnlichen Krankheitserregern befallene Speisen müssen auf jeden Fall weggeworfen werden.

Die Frische von Lebens- und Nahrungsmitteln ist daher ein entscheidendes Qualitätskriterium. Selbst wenn sie in jeder anderen Hinsicht als qualitativ hochwertig einzustufen sind (vollwertig, naturbelassen, schadstoffarm), sind sie bei ungenügender Frische nur mehr von geringer Qualität. Welkes, angekeimtes Gemüse beispielsweise ist von geringem Wert, auch wenn es aus kontrolliert biologischem Anbau stammt. Frische ist aber nicht nur ein Kriterium bei ›Frischkost‹ wie Obst, Gemüse, Milch, Fisch und anderem; auch Nahrungsmittel, die nicht tagesfrisch sein müssen – wie Getreide, Kartoffeln, Käse etc. – können mit der Zeit verderben oder durch unsachgemäße Lagerung ihre Qualität verlieren.

4. Belastung. Gift im Essen ist ein Schlagwort, das aus der täglichen Küchenpraxis leider nicht mehr wegzudenken ist. Nach Schätzungen der amerikanischen Food and Drug Administration nimmt ein Bürger der westlichen Industrienationen jährlich etwa fünf Pfund Chemikalien mit der Nahrung zu sich. Schwermetalle, Pestizide und andere Pflanzenbehandlungsmittel, Düngemittel, Tierarzneimittel und radioaktive Stoffe sind in unserer Nahrung allgegenwärtig. Dazu kommen noch die unzähligen vom Gesetzgeber erlaubten Lebensmittelzusatzstoffe, wie Farbstoffe, Konservierungsmittel, Geschmacksverstärker, Konditionierungsmittel und viele andere. Ein nach allen anderen Kriterien qualitativ hochwertiges Lebensmittel kann wertlos und sogar gefährlich sein, wenn ihm der ›tödliche Segen der Chemie‹ erteilt wurde. Der Schaden, den die Giftküchen der chemischen Industrie bei vielen unserer Nahrungsmittel anrichten, ist verheerend, mit Auge, Geruch und Geschmack in den meisten Fällen aber nicht feststellbar.

Daß die Belastung unserer Nahrung auch den Körper belastet, der mit dieser Nahrung gefüttert wird, liegt auf der Hand. Das Gift im Essen ist für eine Vielzahl von Krankheiten, von Allergie bis Krebs, verantwortlich oder wenigstens mitverantwortlich. In unserer Zeit der globalen Umweltverschmutzung gibt es keine völlig unbelasteten Nahrungsmittel mehr, doch können wir durch bewußtes Einkaufen das ärgste vermeiden und viele Schadstoffquellen ausschalten. Lebensmittel aus kontrolliert-biologischem Anbau und artgerechter Tierhaltung beispielsweise sind deutlich weniger mit Schadstoffen belastet als vergleichbare konventionelle Nahrungsmittel. Auch das Problem der Lebensmittelzusatzstoffe können wir durch Achtsamkeit beim Einkaufen vermeiden. Die Zutatenlisten auf den Packungen müssen Auskunft geben über die zahllosen chemischen Helferlein in der Nahrung, die meist unnötig, für den Verbraucher aber mitunter gesundheitsschädlich sind.

Lebensmittel und Nahrungsmittel

Berücksichtigt man bei Einkauf und Zubereitung unserer Nahrung allein diese vier Qualitätsmerkmale, so befindet man sich bereits auf dem besten Weg zu einer besseren und gesünderen Ernährung. Dann wird auch der Unterschied zwischen zwei Begriffen klar, die wir ganz selbstverständlich als unterschiedliche Bezeichnungen für ein und dieselbe Sache benutzen – Lebensmittel und Nahrungsmittel.

Mit *Lebensmitteln* sind die qualitativ hochwertigen, vitalen, naturbelassenen und weitgehend unbelasteten Produkte gemeint, die sämtliche Stoffe, die der Mensch für ein gesundes Leben braucht, enthalten.

Der Begriff *Nahrungsmittel* hingegen bezeichnet die verarbeiteten, das heißt, raffinierten, erhitzten, konservierten, präparierten, oft mit Rückständen giftiger Chemikalien belasteten Produkte, die unseren vier Qualitätskriterien nicht entsprechen.

Lebensmittel sind die Grundbestandteile einer gesunden Vollwerternährung, während Nahrungsmittel häufig Teil der modernen Mangelkost sind, die für die ernährungsabhängigen Zivilisationskrankheiten mitverantwortlich ist. Lebensmittel geben dem Körper Leben, Nahrungsmittel machen ihn bloß satt.

Der Kalorien-Mythos

Die klassische Ernährungslehre mit ihrer sturen Bewertung der Nahrung nach Kalorienwerten und der Einteilung in die Grundbestandteile der Nahrung (Kohlenhydrate, Fett, Eiweiß) hat wesentlich zur Gleichschaltung dieser beiden Begriffe beigetragen. Der längst widerlegte Kalorien-Mythos geistert noch heute durch die Köpfe der meisten Verbraucher, die sich mit gesunder Ernährung auseinanderzusetzen beginnen, und leider auch durch die Köpfe vieler Autoren, die für Bücher und Artikel über Ernährung verantwortlich zeichnen.

In Kalorien (neuerdings in Joule) wird der sogenannten Brennwert der Nahrung gemessen. 1 Gramm Fett beispielsweise hat 9,3 kcal (Kilokalorien), 1 Gramm Kohlenhydrate und 1 Gramm Eiweiß je 4,1 kcal. Aus diesen Grundwerten läßt sich bequem der Kaloriengehalt aller Speisen ableiten, wenn man sie in ihre Grundbestandteile Fett, Kohlenhydrate und Eiweiß zerlegt.

So entstanden die endlosen Kalorientabellen, die Schlankheitsbewußten für gewöhnlich ein schlechtes Gewissen verursachen. Ernährungswissenschaftler schrieben den Kalorienbedarf des Menschen fest wie den Benzinverbrauch eines Motors und verkündeten dieses Spiel mit Zahlen als Formel für gesunde Ernährung.

Außer acht gelassen wird dabei allerdings der Aspekt der Qualität. Die Grundbausteine der Nahrung haben zwar rein rechnerisch die gleichen Kalorienwerte, in ihrer Qualität, ihrem tatsächlichen Wert für den Menschen, bestehen aber gewaltige Unterschiede. Gemessen am Kalorienwert gibt es keinen Unterschied zwischen Fabrik-Weißbrot aus Auszugsmehl, Zucker und chemischen Zusatzstoffen und Vollkornbrot aus Biogetreide, das in der Mühlenbäckerei sorgfältig hergestellt wurde. Minderwertige Nahrungsmittel und hochwertige Lebensmittel lassen sich mit der üblichen quantitativen Betrachtungsweise nicht unterscheiden.

Die Qualität unserer Nahrung läßt sich kaum in Zahlen ausdrücken und doch ist sie von entscheidender Bedeutung für

Wohlbefinden und Gesundheit. Die Kalorien bemessen nur die Menge an Energie, an Brennstoff, der in Nahrungsmitteln enthalten ist, nicht aber den tatsächlichen Voll-Wert, wie wir ihn weiter oben durch unsere vier Qualitätsmaßstäbe umrissen haben. Den Wert der Nahrung in Kalorien zu messen gleicht dem Versuch, den Wert eines Klaviers festzusetzen, indem man ausrechnet, wie lange das Klavier brennt.

Durch die Entdeckung von immer mehr anderen Stoffen, die den Wert der Nahrung ausmachen – Vitamine, Mineralstoffe, Faserstoffe und so weiter – revidierte die Ernährungswissenschaft den Kalorien-Mythos. Doch es braucht viele Jahre, bis festgefahrene Fehlmeinungen der Wissenschaft endgültig verschwinden. Die Kalorienrechnerei wird nach wie vor propagiert, von manchen Diätformen und Schlankheitskuren einerseits, aber auch von der Industrie, die über den Trick der Kaloriengleichmacherei minderwertige Nahrungsmittel wie Süßwaren oder Weißmehlprodukte von der Werbung als empfehlenswerte Speisen anpreisen läßt. Vor allem die Zuckerindustrie hat sich diesen Trick zunutze gemacht, um den Krankmacher Zucker als Energiespender und Fitmacher zu verkaufen.

Zwar haben die Kalorien eine Bedeutung beim Berechnen, ob wir zu viel oder zu wenig essen, doch müssen wir stets darauf achten, daß wir unsere tägliche Kalorienmenge aus qualitativ hochwertigen Lebensmitteln beziehen.

Praktische Qualität

Die weiter oben aufgeführten Qualitätsprinzipien sind für unsere Gesundheit nicht wertvoller als das Papier, auf das sie geschrieben sind, solange wir nicht beginnen, sie in unsere tägliche Einkaufs- und Küchenpraxis zu übertragen. Das richtige Einkaufen steht am Anfang jeder gesunden Ernährungsweise.

Wer beim Einkaufen die vier Qualitätskriterien anwendet, die wir weiter oben beschrieben haben, wird feststellen, daß viele seiner eingefahrenen Kaufgewohnheiten auf einmal nicht mehr funktionieren. Im Schlaraffenland des Konsums, inmitten von bunten Packungen, glitzernden Werbeversprechungen und schreienden Sonderangeboten ist es nicht immer einfach, qualitativ hochwertige Lebens- und Nahrungsmittel zu bekommen. Doch haben sich in den letzten Jahren alternative Einkaufsquellen erschlossen, die uns mit Nahrungsmitteln versorgen können, die unseren neuen Qualitätsansprüchen genügen. Einige Einkaufs-Faustregeln können uns bei unseren Bemühungen um gute Qualität unterstützen:

Die Einkaufsquellen

Neben den üblichen Einkaufsquellen wie Supermärkten, Lebensmittelläden und Feinkostgeschäften, deren Angebot zu einem großen Teil der industriellen Fertigkost und den in chemisierter Massenproduktion erzeugten landwirtschaftlichen Produkten zuzurechnen ist, stehen noch andere Möglichkeiten des Einkaufs zur Verfügung: Auf Wochenmärkten, die oft direkt von den Erzeugern beliefert werden, finden Sie meist sehr frische Ware, nicht selten sogar aus kontrolliert-biologischer Erzeugung.

Immer mehr Landwirte stellen auf kontrolliert-biologische Anbau- und Produktionsweisen um. Viele dieser Biohöfe verkaufen einen Teil ihrer Erzeugnisse direkt an Verbraucher, oft zu erstaunlich niedrigen Preisen. Wer nicht regelmäßig auf dem Land einkaufen kann, hat zumindest die Möglichkeit, lagerfähige Waren wie Säfte, Kartoffeln und ähnliches auf Vorrat zu erstehen.

Naturkostläden, die in den letzten Jahren wie Pilze aus dem Boden schossen, sind eine ideale Quelle für qualitativ hochwertige Nahrungsmittel. Von Obst und Gemüse bis zu Getreide, Getränken, Milch- und Sojaprodukten finden Sie in diesen Läden alles Nötige aus kontrolliert-biologischem Anbau, und zudem noch einige Nahrungsmittel, die in unserer herkömmlichen Küche bislang noch wenig bekannt sind, den Vollwertspeiseplan aber bereichern können.

Auch in Reformhäusern und in den Bioecken mancher konventioneller Lebensmittelgeschäfte finden Sie Produkte aus Bioanbau. Hier ist aber Vorsicht geboten, denn der Begriff ›Bio‹ ist in Deutschland noch nicht geschützt und kann mißbräuchlich verwendet werden.

Die Qualitätssiegel

Manche Nahrungsmittelhersteller machen sich die Forderung des Verbrauchers nach besserer Nahrungsmittelqualität zunutze und ködern die Käufer mit Schlagworten, wie gesund, Bio, Vollwert und anderen, ohne die hinter diesen Begriffen erwartete Qualität zu erbringen. Es gibt im Augenblick in Deutschland nur sieben Qualitätssiegel von Anbauverbänden, die wirklich kontrolliert-biologische Qualität garantieren:

Demeter, Biodyn, Bioland, Biokreis Ostbayern, Bundesverband ökologischer Weinbau e. V. und, mit Einschränkungen, *ANOG.*

Erzeugnisse, die unter diesen Bezeichnungen verkauft werden, entsprechen den strengen IFOAM-Richtlinien für biologischen Landbau und internationalen Handel. Hier können Sie sicher sein, wirklich erstklassige, qualitativ hochwertige Ware zu bekommen. Auch manche ausländische Siegel weisen auf hohe Qualität nach den IFOAM-Richtlinien hin. Achten Sie aber auf ähnlich klingende Namen, die von der Industrie oft auf die Pakkungen qualitativ minderwertigerer Produkte aufgedruckt werden, um den Verbraucher zu verwirren und nicht vorhandene Qualität vorzutäuschen.

Die vom Gesetzgeber vorgeschriebenen Handelsklassen, mit denen der Handel die Güte von landwirtschaftlichen Produkten auszeichnen muß, sind keine wirklichen Qualitätskriterien. Diese Handelsklassen bewerten die Waren nämlich ausschließlich nach äußeren Merkmalen, wie Größe und Aussehen. Das bedeutet im Praktischen, daß ein gewachster, mit Chemikalien aller Art vollgepumpter, geschmackloser und mehliger Apfel, der in irgendeinem fernen Land unreif geerntet wurde, unter die Handelsklasse I fällt, weil er groß ist und wie aus dem Bilderbuch aussieht, während der unbelastete, aromatische und wohlschmeckende Bio-Apfel, der reif von einem heimischen Baum gepflückt wurde, unter Klasse II läuft, weil er kleiner und unansehnlicher ist.

Die gesetzlichen Handelsklassen sind eigentlich Täuschungen des Verbrauchers, denn sie bewerten den äußeren Schein, anstatt der wirklichen Qualität. Bei den meisten Produkten der hohen Handelsklassen, die sich übergroß aufgebläht, makellos aussehend und blank poliert in den Regalen des Handels präsentieren, können Sie Agrargift darauf nehmen, daß die chemische Industrie bei ihrer Erzeugung kräftig mitgemischt hat. Die wirkliche Qualität spüren Sie spätestens beim Reinbeißen: Knallrote, pralle und kugelrunde Tomaten schmecken wie gefärbte Zellulose, gigantische Hochglanzäpfel wecken nicht einmal mehr die Erinnerung an das Aroma eines ›echten‹ Apfels, und so weiter. Verlassen Sie sich beim Einkaufen lieber auf Ihren Geruchs- und Geschmackssinn, als auf solche unsinnigen Handelsklassen und fallen Sie nicht auf die heute übliche chemisierte Lebensmittelkosmetik herein.

Die ›Phantasiesiegel‹ mancher Nahrungsmittelhersteller, die, auf Packungen aufgedruckt und von der Werbung herausgeputzt, beste Qualität verheißen, nehmen Sie am besten überhaupt nicht ernst. Wirkliche Qualität läßt sich nicht von der Werbung herbeireden.

Die Zutatenlisten

Wichtiger für unsere Suche nach guter Qualität sind da die Zutatenlisten, die laut Kennzeichnungsverordnung auf allen verpackten Nahrungsmitteln aufgedruckt sein müssen. Wir haben über die Zutatenlisten bereits in dem Kapitel ›Das Salz in der Suppe‹ gesprochen, denn sie geben uns auch Aufschluß darüber, ob in abgepackten Nahrungsmitteln verstecktes Kochsalz enthalten ist. Die Zutatenlisten erteilen wesentlichen Aufschluß über die Qualität von abgepackten Waren.

Leider gibt es in der Kennzeichnungsverordnung viele Lücken und Ausnahmen. Zudem verfügt die Nahrungsmittelindustrie über eine Reihe von Schlupflöchern und Tricks, um die Zutatenlisten zu ›frisieren‹. So kann sie beispielsweise den Gehalt des unerwünschten Fabrikzuckers durch Verwendung von verschiedenen Zuckernamen ›aufteilen‹. Statt Zucker an die erste Stelle der Zutatenliste zu schreiben, was viele Verbraucher vom Kauf des süßen Produkts abhalten würde, erscheint der Fabrikzucker verteilt als Fruktose, Dextrose, Saccharose, Maltose, Glukosesirup an untergeordneten Stellen der Zutatenliste. Der Verbraucher, der solche Zuckernamen nicht kennt, glaubt dann, er hätte ein ›gesünderes‹ süßes Produkt mit weniger Zucker eingekauft.

Auch Lebensmittelzusatzstoffe erscheinen oft in einem Zahlencode verschlüsselt auf der Zutatenliste, zum Beispiel: Farbstoff E 102. Wer will wissen, ob es sich dabei um einen harmlosen pflanzlichen Farbstoff oder um eine chemische Substanz handelt, die bei vielen Menschen Allergien verursachen oder sogar Krebs auslösen kann? Am besten, man verzichtet beim Einkauf auf alle Produkte, die undurchschaubar deklarierte Lebensmittelzusatzstoffe enthalten. Der Blick auf die Zutatenliste, auf der diese Stoffe aufgeführt sein müssen, ist ein Muß bei der Suche nach qualitativ hochwertigen Nahrungsmitteln.

Verpackung, Lagerung und Zubereitung

Haben wir schließlich die Lebens- und Nahrungsmittel gefunden, die unseren Qualitätskriterien entsprechen, kommt es darauf an, ihre hohe Qualität möglichst zu erhalten. Schon die Verpackung kann die Qualität spürbar beeinflussen. Verzichten Sie auf Kunststoffverpackungen aus PVC (z. B. weiche Folien), denn aus ihnen können giftige Weichmacher in die verpackten Waren übertreten. Milch kaufen Sie am besten in Glasflaschen, denn es wurde bekannt, daß manche Kartonverpackungen Dioxin enthalten. Auch Dosen sollten Sie möglichst meiden. Behalten Sie bei der Verpackung auch das Umweltproblem im Auge, das viele der Wegwerfpackungen verursachen. 1988 wanderte allein in der Bundesrepublik Deutschland Verpackungsmaterial im Schätzwert von 20 Milliarden Mark auf die Müllkippen.

Durch unsachgemäße Lagerung können Nahrungsmittel ebenfalls wesentlich an Qualität verlieren. Gerade bei frischen Lebensmitteln, die keine künstlichen Konservierungsstoffe enthalten, müssen Sie bei der Lagerung besondere Sorgfalt aufwenden.

Die richtige Zubereitung schließlich entscheidet darüber, wieviel von der eingekauften Qualität letztendlich auf ihrem Teller übrigbleibt. Achten Sie auf schonende Garungsarten – kurzzeitiges Garen in so wenig wie möglich Wasser bei milder Hitze ist das schonendste Verfahren. Denken Sie dran, daß Hitzeeinwirkung viele der lebenswichtigen Vitalstoffe zerstört. Rohkost ist deshalb ein wesentlicher Faktor bei einer gesunden Vollwertkost.

Die Feinde gesunder Ernährung

Obwohl die Vollwerternährung keine strikten Regeln und Verbote kennt, gibt es doch einige Nahrungsmittel, die unsere Gesundheit wesentlich nachteilig beeinträchtigen können, und die wir aus diesem Grund von unserem Speiseplan streichen oder zumindest drastisch reduzieren sollten. Diese Nahrungsmittel sind Hauptbestandteile der heute üblichen Zivilisationskost und mitschuldig an den alarmierenden Statistiken über ernährungsabhängige Krankheiten. Doch mächtige Industrien mit Werbeetats in Millionenhöhe sowie die eingefahrenen Gewohnheiten und Geschmacksvorlieben der Verbraucher sorgen dafür, daß diese Nahrungsmittel wider besseren Wissens nach wie vor einen vorrangigen Platz auf den Speisezetteln einnehmen. Die Deutsche Gesellschaft für Ernährung faßt die Fehlernährung der Deutschen in der Formel: »Wir essen zu viel, zu fett, zu süß und zu salzig« zusammen.

Wie weiter oben schon erwähnt, ist der Verzicht auf einzelne Nahrungsmittel nur ein Schritt bei der Umstellung auf eine gesunde Ernährungsform, die kritische Auseinandersetzung mit den im folgenden beschriebenen Hauptfeinden der gesunden Ernährung ist auf dem Weg zu besserer Gesundheit und Lebensqualität jedoch unausweichlich. Über Kochsalz als einen dieser Gesundheitsfeinde haben wir in diesem Buch ausführlich gesprochen. Im folgenden nur ein kurzer Abriß der wichtigsten anderen.

Fabrikzucker

Die süße weiße Substanz, mit dem Auge vom Kochsalz nicht zu unterscheiden, ist neben Salz der Geschmacksgeber Nummer Eins in der modernen Zivilisationskost. Mit allen nur denkbaren Speisen und Getränken lassen sich die süßen Kristalle vermischen, nach denen viele Menschen längst süchtig sind. Kein anderes Nahrungsmittel in der Geschichte hat die Ernährungsgewohnheiten der Menschheit so drastisch zum Negativen verändert.

Während die Zuckerindustrie und die von ihr abhängigen Meinungsmacher in Wissenschaft und den Medien Zucker nach wie vor als unentbehrlichen Energiespender, als Grundnahrungsmittel und harmlosen süßen Genuß preisen, geben immer mehr Ärzte und Ernährungswissenschaftler dem raffinierten Zucker die Mitschuld an zahllosen ernährungsbedingten Krankheiten, nennen ihn Vitaminräuber, Zahnkiller, Dickmacher, Kalorienbombe, Krankmacher, Schadstoff, süße Droge und Gesundheitszerstörer. Zu Recht, denn die weißen Kristalle sind für den Körper so ›notwendig‹ wie Zigarettenrauch, Alkohol und Drogen. Mit ›Ernährung‹ hat Fabrikzucker nichts gemeinsam; deshalb verdient er die Bezeichnung ›Nahrungsmittel‹ nicht. Genußmittel oder süße Droge bezeichnen den isolierten Fabrikzucker weit treffender, denn Zucker hat zwei Hauptwirkungen: Zuviel davon macht dick und krank. Von Karies bis Depression, von Zuckerkrankheit bis Übersäuerung des Organismus, von Vitaminmangel bis Störung des Fettstoffwechsels mit Folgen wie Arteriosklerose und Herz-Kreislauf-Leiden – Fabrikzucker hat stets seine süßen Finger im Spiel.

Rund 45 Kilo raffinierten Zucker nimmt der durchschnittliche Verbraucher in der Bundesrepublik jährlich zu sich, das sind 125 Gramm – 25 Teelöffel – täglich. Das meiste davon stammt allerdings aus versteckten Quellen. Viele Kinder, von Geburt an auf den übersüßen Geschmack getrimmt und von ebenso wohlmeinenden wie unvernünftigen Eltern und Verwandten mit Süßwaren beschenkt und belohnt, essen im Jahr ein Mehrfaches ihres eigenen Körpergewichtes an Zucker und fügen dadurch ihrem im Wachstum begriffenen Organismus Gesundheitsschäden mit lebenslangen Folgen zu.

Fabrikzucker hat viele Namen und Erscheinungsformen, die auf den Zutatenlisten erscheinen und die teilweise als gesunde Alternativen zum herkömmlichen weißen, raffinierten Zucker gelten:

Brauner Zucker, Dextrose, Fruchtzucker (Fruktose), Glukose, Glukosesirup (Stärkesirup), Invertzucker, Isoglucose, Raffinade, Saccharose, Traubenzucker und viele andere. Sie sind zumeist ebenso gesundheitsschädlich wie der normale Haushaltszucker.

Auch andere süße Alternativen wie *Melasse, Ahornsirup, Honig, Zuckerrohrsaft, Rübenkraut, Obstkraut, Dicksäfte* und ähnliches sind mit Vorsicht zu genießen. Der Zuckergehalt dieser Süßmittel liegt zwischen 60 und 95%, und die oft angepriesenen Gehalte an Vitalstoffen liegen zwar höher als beim Fabrikzucker, sind aber trotzdem kaum der Rede wert. Es ist übrigens keine Kunst, den Fabrikzucker im Vitalstoffgehalt zu übertreffen, denn Fabrikzucker ist in punkto Vollwertigkeit auf der ganzen Linie eine Null.

In der gesunden Vollwertküche gibt es beim Umgang mit Fabrikzucker nur eine Empfehlung: Zuckerkonsum drastisch einschränken. Zucker nur wie ein Gewürz einsetzen. Die Aussage, der Körper benötige Fabrikzucker, ist eine dreiste Werbelüge. Nichtsüße kohlenhydratreiche Nahrungsmittel wie Kartoffeln, Getreide, Nudeln, etc. versorgen den Organismus mehr als ausreichend und in der richtigen Weise mit den ›Zuckern‹ aus Stärke, die der Körper zur Aufrechterhaltung des Blutzuckerspiegels benötigt. Fabrikzucker aber ist »ein schwarzer Schandfleck auf dem Speisezettel der zivilisierten Völker«, wie es der Schweizer Wissenschaftler Dr. Kieffer treffend formulierte.

Unser Buch ›Zucker – nein danke‹ (Heyne Verlag 9150) klärt umfassend über die süße Droge auf und bringt ein praktisches Anti-Zucker-Programm, um den persönlichen Zuckerverbrauch in Griff zu bekommen.

Auszugsmehle

Ebenso wie die süße Droge Zucker wurden auch die Auszugsmehle erst durch die industrielle Revolution zu einer verbreiteten Massennahrung. Jahrtausendelang ernährten sich fast alle Völker der Erde von den regional verschiedenen Getreidesorten. Das lebende, keimfähige Getreidekorn ist unübertroffen in seinem Wert für die menschliche Ernährung: Vitamine, Mineralien, Spurenelemente, Enzyme, Eiweiß, Kohlenhydrate, hochwertige Fette, Faserstoffe sind in einer ausgewogenen Ganzheit in dieser Urnahrung der Menschheit enthalten. Diese lebensnotwendigen Stoffe, die den vollen Wert von Getreide ausmachen, sind auf alle Teile und Schichten des komplex aufgebauten Getreidekorns verteilt. Die Qualität aller aus Getreide hergestellten Nahrungsmittel, wie Brot, Backwaren, Müsli, Nudeln und andere hängt von der Vollwertigkeit und Naturbelassenheit des Getreides ab, aus dem sie gemacht sind.

Bis zur Jahrhundertwende wurde Brot bei uns fast ausschließlich aus vollwertigem Vollkornmehl gebacken und galt zu Recht als gesundes Grundnahrungsmittel. Mit der Einführung industrieller Ausmahlverfahren aber wurde das gesunde Vollkornmehl allmählich durch das denaturierte Auszugsmehl ersetzt. Bei der Herstellung der Auszugsmehle werden Getreidekeim und die verschiedenen Schichten des vollen Korns mit all ihren lebenswichtigen Inhaltsstoffen abgetrennt und nur das Innere, der Mehlkörper, zu Mehl vermahlen. Der gesunde Abfall, Kleie genannt, dient seither als Viehfutter oder als teure Ergänzungsnahrung für weißmehlgeschädigte Zeitgenossen. Das auf diese Weise gewonnene Auszugsmehl ist eine für die gesunde Ernährung so gut wie wertlose pudrige, weiße Substanz und dient als Ausgangsstoff für zahllose Brote, Teig- und Backwaren. Der einzige Vorteil dieser Zerstörung der vollen Kornkraft ist die bessere Haltbarkeit des Auszugsmehles, was vor allem industriellen Großbäckereien und -mühlen zugute kommt.

Gemeinsam mit dem Fabrikzucker, der in vielen Backwaren zusammen mit Weißmehl verwendet wird, haben sich die Auszugsmehle zu einem gefährlichen Gesundheitsfeind entwickelt. Das ›tägliche Brot‹, das aus solchen Auszugsmehlen gebacken wird, ist eine traurige Mangelnahrung, die dem Körper so gut wie keine der lebenswichtigen Nähr- und Vitalstoffe liefert, aber im Verdauungsprozeß Mineralstoffe und Vitamine – vor allem Vitamine der Gruppe B – entzieht. Übrigens sind Auszugsmehle nicht immer weiß. Viele handelsübliche Brote verdanken ihre scheinbar ›gesunde‹ braune und graue Färbung lediglich einem bestimmten Backvorgang oder der Zugabe des grauen Roggenmehles – doch in Wirklichkeit sind sie genauso wertlos wie Weißbrot.

Die einzige Alternative zur Mangelkost aus Auszugsmehlen sind Vollkornprodukte, in denen die Kraft des Korns in ganzem Umfang erhalten ist. Vollkorngerichte und vor allem der selbst gemahlene Vollkornbrei sind unentbehrliche Bestandteile einer gesunden Küche.

Fabrikfette

Auch bei Fetten gibt es beträchtliche Qualitätsunterschiede. Zwar liegt der durchschnittliche Fettverbrauch in der Bundesrepublik mit ca. 130 Gramm pro Tag und Kopf ohnehin weit über der Marke der gesundheitlichen Unbedenklichkeit, doch kommt erschwerend hinzu, daß die raffinierten Fabrikfette den Hauptanteil der täglich verzehrten Fettmengen ausmachen. Fett ist zwar ein unentbehrlicher und lebensnotwendiger Grundbaustein der Nahrung, doch nur, wenn es gewisse Qualitätskriterien erfüllt. Fabrikfette, die auch in vielen Nahrungsmitteln, wie Wurst, Käse, Süß- und Backwaren, etc., ›versteckt‹ sind, belasten den Körper nur und tragen, wie auch die anderen Gesundheitsfeinde, wesentlich zur Entstehung zahlreicher ernährungsbedingter Krankheiten bei.

Die Qualität von Fetten hängt davon ab, ob ein Fett vor allem aus gesättigten Fettsäuren besteht oder ob es die für unsere Ernährung wichtigen ungesättigten und mehrfach ungesättigten Fettsäuren enthält. Hochwertige, möglichst naturbelassene Pflanzenöle, die kaltgepreßt, nicht raffiniert und nicht gehärtet sind, stehen in der Qualitätsliste ganz oben und sollten möglichst unerhitzt (z. B. im Salat) verwendet werden. Tierische Fette hingegen sowie die in einem aufwendigen Industrieprozeß raffinierten, gebleichten und gehärteten Fabrikfette, die als klare, geschmacksneutrale Öle oder als erstarrte weiße Plattenfette die Regale der Geschäfte füllen und in der Nahrungsmittelindustrie bei der Herstellung von Fertignahrung Verwendung finden, sollten besser gemieden werden. Eine Ausnahme stellt Butter dar, ein Naturprodukt aus Milch, das dem Kunstfett Margarine überlegen ist.

Zuviel Fleisch

»Ißt du kein Fleisch, dann fehlt dir was«, verkündet die Werbung, und: »Fleisch ist ein Stück Lebenskraft«. Die Bundesbürger scheinen auf solche Werbelügen hereinzufallen, denn der Verbrauch von Fleisch stieg von 36 kg pro Jahr in den Fünfziger Jahren auf über 100 kg im Jahr 1988. Hormonskandale, tierquälerische Massentierhaltung, Medikamentenrückstände im Fleisch und zahlreiche Chemikalien in der Wurst scheinen die Fleischesser in ihrem Genuß nicht zu beirren. Auch nicht die Tatsache, daß der hohe Konsum an Fleisch und Fleischprodukten wesentlich an zahlreichen Krankheiten mitschuldig ist. Vor allem die erheblichen Mengen an säurebildenden Purinen und versteckten Fetten im Fleisch sind wesentliche Risikofaktoren. Mehrere großangelegte, unabhängige Studien haben bewiesen, daß Vegetarier und Menschen mit fleischarmer Ernährung gesünder leben als ihre fleischessenden Mitmenschen.

Geringere Anfälligkeit gegen Krebs, höhere Lebenserwartung, günstigere Werte in bezug auf Blutdruck, Körpergewicht und Krankheitshäufigkeit waren die wichtigsten Pluspunkte der Vegetarier gegenüber den Fleischessern.

Fleisch ist keine lebensnotwendige Nahrung – alle Nähr- und Vitalstoffe, die im Fleisch enthalten sind, können problemlos auch aus pflanzlichen Lebensmitteln aufgenommen werden. Der Werbeslogan vom Fleisch als Kraftnahrung und Super-Proteinspender gehört ins Reich der Legende.

Vor allem Schweinefleisch und Produkte, die Schweinefleisch oder Schweinefett enthalten, sollten weitgehend vom Speiseplan gestrichen werden, denn das Fleisch der rosa Quieker ist die mit Abstand minderwertigste Fleischsorte. Seine enorme Fetthaltigkeit, eine Reihe unerwünschter Eigenschaften und die Schadstoffrückstände aus der Massenaufzucht der Schweine machen Schweinefleisch zu einem Gesundheitsfeind, den man nicht unterschätzen sollte.

Wenn Fleisch, dann gelegentlich Lamm- oder Rindfleisch vom Bio-Metzger. Auf jeden Fall sollte Fleisch aus Massentierhaltung vermieden werden, denn dadurch schadet man nicht nur der eigenen Gesundheit in hohem Maß, sondern man unterstützt zudem auch noch eine Form der Tierhaltung von abscheulicher Grausamkeit.

Fisch ist eine wertvolle Bereicherung des Vollwert-Speiseplanes. Aber auch hier strikt auf Schadstoffbelastung achten. Viele Fische (Forellen, Lachs) stammen größtenteils aus Massentierhaltung, und Fische aus großen Flüssen und deren Mündungsgebieten sowie Fische aus küstennahen Gewässern und aus Gewässern im Bereich der Tschernobyl-Wolke sind für den Verzehr nicht zu empfehlen.

Praktische Vollwerttips

Zum Abschluß einige praktische Tips, die auf dem Weg zu einer besseren Ernährung hilfreich sein können.

- Meiden Sie die Gesundheitsfeinde Zucker, Kochsalz, Auszugsmehle, Fabrikfette und Fleisch und daraus hergestellte Erzeugnisse. Das bedeutet, daß auch ein Großteil der im Handel angebotenen Fertigkost nicht mehr in Frage kommt.
- Finden Sie gesunden Ersatz für diese unerwünschten Nahrungsmittel: Frisches Obst statt Süßwaren und Zuckerdesserts, Gewürze und Küchenkräuter statt Kochsalz, Vollkornbrot und Vollkornbackwaren statt Produkten aus Auszugsmehlen, hochwertige, naturbelassene Pflanzenöle statt Fabrikfette, gar kein oder nur sehr wenig, dafür aber ausgesucht hochwertiges Bio-Fleisch statt riesige Fleisch- und Wurstportionen aus der Massentierhaltung.
- Fertiggerichte aus Tiefkühltruhe, Päckchen und Dose sind zwar schnell und bequem, dafür aber teurer und qualitativ bei weitem nicht so hochwertig wie frisch zubereitete Speisen. Auf Fertigkost nach Möglichkeit ganz verzichten. Auch Fast-Food, schlechte Kantinen- und Restaurantkost und ähnliches paßt nicht zu einer gesunden Lebens- und Ernährungsweise.
- Essen Sie reichlich Rohkost – mindestens ⅓ der täglich verzehrten Speisen sollte roh sein. Essen Sie Rohkost stets *vor* der warmen Mahlzeit. Das erhöht die Verträglichkeit.
- Das frisch gemahlene Frischkornmüsli, liebevoll angerichtet mit Nüssen und frischen Früchten ist das beste Frühstück, das Sie sich vorstellen können. Kein Fertigmüsli kann dem Frischkornbrei das Wasser reichen.
- Machen Sie Ihre Mahlzeiten zu entspannten Erholungspausen. Lassen Sie sich Zeit, kauen Sie jeden Bissen gründlich, langsam und sorgfältig. Konzentrieren Sie sich ganz aufs Essen und genießen Sie es mit allen Sinnen. Kochen Sie mit Liebe und Freude und richten Sie die Speisen appetitlich, phantasievoll und ästhetisch an.

- Wenden Sie bei Einkauf und Zubereitung konsequent die hohen Qualitätsstandards an, die in diesem Kapitel erklärt wurden.
- Nehmen Sie mindestens zwei bis drei Stunden vor dem Schlafengehen keine Nahrung mehr zu sich, damit der Speisebrei nicht unverdaut über Nacht im Verdauungstrakt liegt.
- Frühstücken Sie am Morgen erst dann, wenn der Körper in Schwung gekommen ist und sich der Hunger meldet.
- Machen Sie Ihre neue, gesunde Ernährungsweise nicht zu einer Religion. Vollwertkostler sind keine Asketen mit dem bitteren Zug des Verzichts um die Lippen. Wenn Sie mal Lust auf eine ›Sünde‹ haben, dann sündigen Sie bewußt und ohne Reue, aber achten Sie darauf, daß alte Gewohnheiten nicht wieder einreißen.
- Vollwertküche ist niemals langweilig. Im Buchhandel und in Naturkosthäusern gibt es mittlerweile eine große Anzahl von Kochbüchern mit vielen leckeren Vollwertrezepten.

Sie sehen, bewußte Ernährung muß nicht gleich zu einer Palastrevolution in der Küche führen und die Freude am guten Essen verderben. Schon einige wenige vernünftige Schritte genügen, um die eigene Ernährung und Lebensqualität wesentlich zu verbessern und eine Reihe von Risikofaktoren für die Gesundheit auszuschalten. Der vorsichtige Umgang mit Kochsalz ist nur einer davon.

VERWENDETE LITERATUR

Arbeitsgemeinschaft der Verbraucherverbände e.V.: *Teure Krankheiten durch falsche Ernährung,* aus: Verbraucherrundschau, Bonn, 10/86

Arndt, Fritz: *Tomatensaft,* aus: Öko-Test, 10/85

Bajusz, Eörs: *Herz-Kreislauf-Erkrankungen und Ernährung,* München, 1967

Barres, E.: *Vorurteile,* Basel, 1978

Beckmann, Kurt: *Das Säure-Basen-Gleichgewicht,* Halle, 1931

Berg, Ragnar: *Die Nährsalze und ihre Bedeutung für Gesunde und Kranke,* Leipzig, 1932

Bergier, Jean-F.: *Die Geschichte vom Salz,* Frankfurt, 1989

Bernard, R., Fregly, M., Kare, M. M. (Eds): *Biological and Behavioral Aspects of Salt Intake,* New York, 1980

Binder, Franz, Wahler Josef: *Zucker – nein danke,* München, 1987

Binder, Franz, Wahler, Josef: *Bewußt essen,* Linz 1989

Borchert, Hermann: *Ozeane Salzlagerstätten,* Berlin, 1959

Botsch, Walter: *Salz des Lebens,* Stuttgart, 1971

Braitsch, Otto: *Entstehung und Stoffbestand der Salzlagerstätten,* Berlin, 1962

Braunsteiner/Sandhofer/Sailer: *Heutiger Stand der Arteriosklerose aus der Sicht des Klinikers,* Innsbruck, o. J.

Bridbury, A. R.: *England and the Salt Trade in the Later Middle Ages,* Oxford, 1955

Bruker, M. O.: *Unsere Nahrung, unser Schicksal,* Lahnstein, 1985

Bruker, M. O.: *Vorsicht Fluor,* Lahnstein, o. J.

Bühnau, Ludwig: *Das fünfte Element,* Würzburg, 1970

Bundesministerium für Jugend, Familie, Frauen und Gesundheit: *Daten des Gesundheitswesens,* Ausgabe 1986, Bonn 1986

Bundesverband der diätetischen Lebensmittelindustrie e.V.: *Grüne Liste,* Bad Homburg, 1986

Bundesanzeiger: *Deutsches Lebensmittelbuch, Leitsätze,* Bonn, 1988

Buttlar, Johannes v.: *Die biologische Chance,* München, 1981
Cabourdin, Guy: *Le Sel et son Histoire,* Nancy, 1979
Calatin, Anne: *Zeitkrankheit Nahrungsmittelallergien,* München, 1988
Cockburn, Amy: *Kräuter und Gewürze,* Exeter, 1983
Denton, Derek: *The Hunger for Salt, An Anthropoligical, Physiological and Medical Analysis,* Berlin, 1982
Deutsche Gesellschaft für Ernährung: *Empfehlungen für die Nährstoffzufuhr,* Frankfurt, 1985
Deutsche Gesellschaft für Ernährung: *Material zum Ernährungsbericht 1984,* Frankfurt, 1985
Deutsche Gesellschaft für Ernährung: *Ernährungsbericht 1984,* Frankfurt, 1985
Deutsche Gesellschaft für Ernährung: *Ernährungsbericht 1988,* Frankfurt, 1988
Deutscher Bäderverband e.V.: *Deutscher Bäderkalender,* Bonn, 1988
Deutsches Lebensmittelrecht
Draper, H. (Hrsg.): *Advances in Nutritional Research, Vol. I,* New York, 1977
Duphorn, K.: *Quartärgeologische Ergebnisse und Probleme bei der Endlagerforschung Gorleben,* Christian-Albrechts Universität Kiel, 1984
Falckenberg, Saskia: *Salz ist Leben,* Zürich, 1987
Frazier, C.: *Psychosomatic Aspects of Allergy,* New York, 1977
Fritzsche, Bruno: *Der Züricher Salzhandel im 17. Jahrhundert,* Zürich, 1964
Geppert, Gyeong-Nan: *Chemischer Zoo im Trinkwasser,* aus: Umweltnachrichten, 5/1987, Umweltinstitut München e.V.
Glatzel, Hans: *Verhaltensphysiologie der Ernährung,* München, 1973
Glatzel, Hans: *Tabulae Diateticae,* 1973
Grefe, Ch., Heller, P., Herbst, M., Pater, S.: *Das Brot des Siegers – Die Hamburger-Konzerne,* Bornheim, 1987
Hauss, W. H.: *Über Entstehung und Verhütung der Arteriosklerose,* o. J.
Herodot: *Historien,* Ausgabe: Stuttgart, 1971
Hickel, Erika: *Salze in den Apotheken des 16. Jahrhunderts,* Braunschweig, 1965
Hickethier, Kurt: *Sonnerschau, Lehrbuch der Antlitz-Diagnostik,* Kemmenau, 1982
Hiebel-Hofmann, Inge: *Der Trick mit dem Grenzwert,* aus: Süddeutsche Zeitung, 5./6. 1. 1989
Holtmeier, Hans-Jürgen: *Kochsalzarme Kost,* München, 1965

Holtmeier, Hans-Jürgen: *Über-Lebens-Ernährung,* München, 1986
Hocquet, Jean-Claude: *Le Sel et la Fortune de Venise,* Villeneuve d'Ascq, 1976
Hocquet, Jean-Claude: *Le Roi, le Marchand et le Sel,* Lille, 1987
Hahnke, Karl: *Salz in unserer Ernährung,* Sonderdruck AID Verbraucherdienst, Bonn, 1987
Janitzky, Peter: *Salz- und Alkaliböden und Wege zu ihrer Verbesserung,* Gießen, 1957
Jarrett, R. J. (Hrsg.): *Nutrition and Disease,* London, 1986
Kasper, H.: *Ernährungsmedizin und Diätetik,* München, 1980
Katalyse Umweltgruppe (Hrsg.): *Chemie in Lebensmitteln,* Köln, 1982
Kern, Berthold: *Verhütung von Schlaganfällen durch Entsäuerung – Analogie zum Herzinfarkt,* aus HP-Heilkunde, 2/1983
Koch-Hillebrecht, M.: *Der Stoff, aus dem die Dummheit ist,* München, 1978
Kollath, Werner: *Zivilisationsbedingte Krankheiten und Todesursachen,* Heidelberg, 1962
Kolster, Uwe: *Vollwertkost – Alltagskost,* aus: Ganzheitsmedizin, 6/87
Konopka, Peter: *Sporternährung,* München, 1985
Lang, K.: *Biochemie der Ernährung,* Darmstadt, 1979
Lange, K., Witt, R.: *Alles im Fluß – Der Gift Gau-Clan,* aus: Natur 1/87
Latham, James: *The Religious Symbolism of Salt,* Paris, 1982
Leitzmann, Claus: *Vollwert-Ernährung: Die Natur läßt sich nicht verbessern,* aus: BIO 11/88
Ljunggren, H.: *Studies on Body Composition,* Kopenhagen, 1957
Lotze, Franz: *Die Salz-Lagerstätten in Zeit und Raum,* Köln, 1969
Luczack, Hania: *Gift, das an die Nieren geht,* aus: Süddeutsche Zeitung Nr. 73, München, 1987
Lürig, H. J., Thien, P.: *Untersuchung der Beanspruchung des Menschen durch Arbeit und Klima im Salzbergbau,* Forschungsbericht HA 83-005 Humanisierung des Arbeitslebens für das Bundesministerium für Forschung und Technologie, Clausthal, 1982
Mann, John: *Secrets of Life Extension,* New York, 1982
McCann, Alfred: *Kultursiechtum und Säuretod,* Dresden, 1923
Menninger/Gülicher: *Essen wir uns krank?* München, 1976
Mollat, Michel: *Le Role du Sel dans l'Histoire,* Paris, 1968
Mühleisen, Isabelle: *Gute Argumente: Ernährung,* München, 1988
Müller, K. D.: *Für eine Revision des Ernährungsverhaltens von Schülern,* Scholle 50/1982

Münzig-Rueff: *So heilt natürliche Nahrung,* München, 1985
Mulrow, Patrick (Ed.): *Hypertension, Vol. XIX – Salt, Hormones and Hypertension,* aus: Circulation Research, Vol. XXVIII, No. 5, New York, 1971
Multhauf, Robert P.: *Neptune's Gift, A History of Common Salt,* Baltimore, 1978
Nagel, Annette: *Zur Verbesserung der Ernährungssituation von Kindern und Jugendlichen,* aus: Ernährungslehre und Praxis, 6/86
National Bureau of Standards Monograph 167: *Physical Properties data for rock salt,* Washington, 1981
Natur-Sonderdruck: *Natur-Test Getränke,* München, o. J.
Neuloh, Otto: *Ernährungsfehlverhalten im Wohlstand,* Paderborn, 1979
Neuquin, Jacques: *Salt, A Study in Economic Prehistory,* Brugge, 1961
Österreichisches Recht, Textsammlung
Priewe, Jens: *Käufliche Wissenschaft,* aus: Natur, 2/84
Radke, S., Ronneburger, J., Umweltbundesamt: *Salze und salzhaltige Lösungen – Dokumentation des abfalltechnischen Fachgesprächs vom März 1977,* Materialien 2/78, Berlin, 1978
Randolph, Th., Moss, R. W.: *Allergien: Folgen von Umweltbelastung und Ernährung,* Karlsruhe, 1986
Rattner, J.: *Psychologie des Vorurteils,* Zürich, 1971
Renzenbrink, Udo: *Ernährung unserer Kinder,* Stuttgart, 1984
Ritchie, Carson: *Food in Civilisation,* New York, 1981
Sandler/Boune (Hrsg.): *Artherosklerosis and Its Origin,* New York, 1963
Schäfer, Herbert: *Unser kläglich Brot,* München, 1987
Schäfer, Herbert: *Todeskandidat Wasser,* München, 1986
Schär, M.: *Epidemiologische Untersuchungen über den Zusammenhang zwischen Ernährung und Arteriosklerose,* Bibl. Nutritio et Dieta, Vol. 12, Basel, 1969
Schlierf, G.: *Diätetische Beeinflussung atherogener Faktoren,* Bibl. Nutritio et Dieta, Vol. 12, Basel, 1969
Schmid/Heine: *Arterielle Durchblutungsstörungen, Aortenbogensyndrom und ischämische Herzkrankheit,* Berlin, 1980
Schmidt, R. F., Thews, G. (Hrsg.): *Physiologie des Menschen,* Berlin 1986
Schneider, Christian: *Die große Vergeudung – Chemie in der Landwirtschaft als volkswirtschaftliche und umweltpolitische Fehlkalkulation,* aus: Süddeutsche Zeitung Nr. 65, München, 1987
Schneider, L.: *Strukturwandlungen der Ernährung,* Köln, 1964

Scholmer, Joseph: *Das Geschäft mit der Krankheit,* Köln, 1984
Souci/Fachmann/Kraut: *Die Zusammensetzung der Lebensmittel,* Stuttgart, 1986
Statistisches Jahrbuch 1988
Strauß, H.: *Fortschritte der Ernährungstherapie,* Halle, 1928
Strick, Martin: *Mineralwasser und Heilwasser,* München, 1987
Strzelewicz, W. (Hrsg.): *Das Vorurteil als Bildungsbarriere,* Göttingen, 1965
Szabolcs, I.: *Review of research on salt-affected soils,* Paris, 1979
Tarnowski, W.: *Mahlzeitenessen gegenüber kontinuierlicher Nahrungsaufnahme,* Bibl. Nutritio et Dieta, Vol. 11, Basel, 1969
Thurmair, Elisabeth: *Die Kunst des Würzens,* München, 1987
Tietze, Henry: *Das Essen,* Hannover, 1978
Tobin/Mehlmann: *Advances in Modern Human Nutrition,* Park Forest South, 1980
Trauter, Eva: *Das Heyne-Gewürzbuch,* München, 1966
Trauter, Eva: *Das Heyne-Kräuterbuch,* München, 1968
Treff, Günter: *Weißes Gold,* Wien, 1981
Vester, Frederic: *Neuland des Denkens,* Stuttgart, 1980
Weidemann, Siggi: *Die Überdüngung zerstört die ländliche Idylle,* aus: Süddeutsche Zeitung, 10./11. 9. 1988
Wirths, Willi: *Ernährungssituation I & II,* Paderborn, 1978
Witten, Ch.; Steward, R.: *The Effect of Dietary Sodium in infancy on blood pressure & related factors,* aus: Acta Pediatr. Scand. Suppl. 279, 1980
Wroz, Winfried: *Die Salzbelastung von Werra/Wesa und Rhein,* Köln, 1982

REGISTER